JN079419

今日から
減らす！

事例で
学ぶ

調剤エラー
防止策

薬剤師・産業カウンセラー
荒井なおみ

薬事日報社

この本をお手に取ってくださった方々へ

　この本は『調剤エラー対策』をテーマとして、私が見たり聞いたりやったり（！）した事例をご紹介しています。事例を振り返りながら（つまり反省しながら）、本当に大切なことは多くはないのだなと感じています。一言で表せば、決められたことを決められた通りに行う、ということでしょうか。

　例えば、薬剤師として調剤業務を行うには、冷静であることが求められます。なぜなら業務の中心は「確認すること」だからです。一にも二にも確認すること。確認するには、落ち着いて冷静な判断をしなければなりません。しかしながら、私の心はいとも簡単に冷静さを失ってしまうのです。焦ったり、気が散ったり、あることに気を取られて他のことが疎かになってしまったり。

　自分自身は冷静だと思っていても、実に傲慢な冷静さであったりもします。「いつも通りね」「簡単な処方だからさっさと済ませよう」「またこの組み合わせ」などなど。なんと謙遜さのないことでしょう。そしてこの場合、多くのところ本当は冷静さを失っているのです。

　ではどうしたらよいのでしょう。それは、基本を丁寧に行うことだと思います。手順通りに、ルールに則って、曖昧なら確認する、患者さんとの会話を大切に。決められたことを丁寧に誠実に行うことが調剤エラーを防ぐことに繋がります。この本が、皆さまのお仕事のヒントになれば幸いです。

2021年9月

荒井なおみ

CONTENTS

ODPをがんばったら PTPを忘れた！

日本医療機能評価機構の薬局ヒヤリ・ハット事例収集・分析事業第22回集計報告（2019年7月〜12月）によると、調剤に関する項目（調剤・管理・交付）16,411件のうち「調剤忘れ」は488件（3.0%）。頻度としては高くありませんが、患者さんにとっては必要な薬を受け取れないという大きな問題です。

1 事例紹介 【一包化薬（ODP）と一緒にお渡しする PTPの分を忘れた】

88歳の男性患者さんです。ご家族が処方箋を持って来られました。内科から循環器系の薬が数種類処方され、定時薬として一包化調剤をしています。さらに下剤として下記の薬が出ています。

> **Rp.** マグラックス®錠500mg　2錠　1日1回　就寝前　30日分
> 　　　（1錠は一包化。もう1錠は調節のためPTP。）

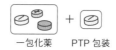

一包化薬　　PTP包装

ご高齢のため、服薬間違いの防止を理由として一包化しています。ただし、マグラックス®錠に関しては、1回2錠の処方のうち、1錠は定時薬として一包化し、もう1錠は調節しながら服用するためPTP包装にてお渡しします。

この患者さんの場合、一包化の薬はすべて自動錠剤分包機内にセットしてある薬を使います。そのため、PTP包装でお渡しするマグラック

ス®錠500mg 30錠を患者さんのトレイに入れておけば良いのです。通常は、一包化を行う前にPTP包装を調剤しておくのですが、このときはマグラックス®錠の棚の辺りが人で混雑しており、後にしようと思ったのが運の尽きでした。一包化薬が出来上がる頃には、PTP包装のことをすっかり忘れていました。

　連休明けで薬局が混雑していたため鑑査者も焦ってしまい、PTP包装でお渡しするマグラックス®500mg錠のことを見落としてしまいました。薬はご家族にお渡ししましたが、いつも通りの一包化薬であることを説明し、薬をお見せして終了しました。数日後、ご家族からPTP包装のマグラックス®500mg錠がなかったとの連絡をいただき、調剤忘れがあったことがわかりました。

2　エラーの原因を探してみよう！

　薬局にはPTP包装などの調剤忘れを防ぐために、一包化薬を作る前にPTP包装などを準備しておくというルールがありました。なぜかと言えば、一包化薬は包装されていないため鑑査に時間がかかります。また、分包機内で錠剤が飛んで他の袋に入ったり、機械の中に落ちたりすることがあるので、錠数のチェックも重要です。一包化薬はPTP包装の薬を鑑査するより何倍も、何十倍も神経を使い、時間を使います。作り終わるとホッとして、PTP包装や冷所品、パップ剤が一緒に処方されていても忘れてしまいがちだからです。やはり先に調剤しておくに越したことはありません。

原因①：マグラックス®錠の辺りが混んでいたので、遠慮してしまった。

原因②：PTP包装をルール通り先に調剤しなかった。

原因③：後でPTP包装分のマグラックス®500mg錠を調剤することをすっかり忘れていた。

もし調剤する際にPTP包装を見落としてしまっても、最終鑑査で調剤忘れに気が付けばよかったのですが、ここでも見落としが起きています。連休明けで薬局が混雑しており、誰もが焦りを感じ、とにかく早く出すことに注意が向いてしまいました。

> 原因④：処方箋の記載内容をよく読んでいなかった。
> 原因⑤：服薬指導時に、マグラックス®錠の服用に関するモニタリングをしていなかった。

▓ 3　今日から始めるエラー防止対策

　定時薬ではない薬の「調剤忘れ」を起こさないためにはどうしたらよいでしょう。

①後にしない。今やる。

→日常生活でも「後でやろう」と思っていたのにその頃にはすっかり忘れていた、ということはないでしょうか。今やれば、後で忘れることはありません。

→どうしても後回しになってしまった場合は、薬が揃っていることを調剤者が自己鑑査したのち鑑査者に渡しましょう。

②調整分の薬はモニタリングする。

→患者さんもメインではない薬について認識が十分ではないかもしれません。どのように使っているかをモニタリングすることで調剤忘れに気が付くでしょう。

POINT

〈マグラックス®錠の保管方法〉

　自動錠剤分包機にセットしても問題はありませんが、長期間とならないようにし、薬局内の温度・湿度に注意しましょう。室温30度、湿度75%という過酷な状況は、クーラーを使う勤務中には起こらないと思いますが、夏の夜間、休日は気を付ける必要があります。また、患者さんへ一包化薬としてお渡しする場合、高温多湿を避け保管するよう伝えましょう。

マグラックス®錠の一包化について

　（添付文書）本剤は湿気に影響されるので、開封後はできるだけ速やかにご使用ください。また、開封後は湿気を避けて保管してください。

　（吉田製薬HP）遮光・開放状態で30℃、75%RHで3か月間保管した結果、（略）無包装状態で保存しても問題ないことが確認されています。しかし、湿度の高いところで長期間保管することは避けていただく必要があります。

◎PTP：Press Through Packageのこと。錠剤やカプセルをアルミ箔シートとプラスチックで包装します。プラスチックの部分を押すと1個ずつ取り出すことができます。

処方箋2枚目の調剤忘れに注意！

薬局で処方箋を2枚出したのに、2枚目の処方箋の調剤を忘れられ、1枚目の分しか貰えなかった……。「あれ、おかしいな、でも処方箋を出してしまったからよくわからない」と患者さんを混乱させてしまいます。調剤したかどうか確認したり慌ててお届けしたり薬局でも混乱してしまいます。

　**1　事例紹介　【後発品か先発品かで気を取られ、
　　　　　　　　　2枚目があることに気が付かなかった】**

　女性患者さん（74歳）のお連れ合いが処方箋をお持ちになりました。処方箋は、内科と整形外科から1枚ずつ、合計2枚でした。内科では他に循環器の薬も出ています。

> （内科）**Rp.** エチゾラム錠0.5mg　1錠　1日1回/就寝前　28日分

> （整形）**Rp.** ロキソプロフェンNaパップ100mg
>
> 　　　　　　　　　　　70枚　1日1回　膝・腰に貼付

　入力者は、電子薬歴のメモに「エチゾラムは先発品希望」となっていたため、先発品のデパス®錠0.5mgで入力しました。次いでもう1枚の処方箋（整形外科）のパップ剤も入力しました。
　調剤室内のパソコンで処方歴を確認したところ、エチゾラムは前回から後発品に変更になっていたため、後発品を準備しました。鑑査支援システムで薬を照合しましたが、エラーの表示が出ました。それもそのは

ず、入力は先発品ですが取り揃えは後発品だからです。お連れ合いに後発品で良いことを確認し、事務員が入力を訂正しました。

整形外科の処方箋は、内科の処方箋の下に重なっていました。エチゾラムの件でバタバタしており、調剤者は処方箋が2枚重なっていたことに気が付きませんでした。最終鑑査者は、入力を訂正している最中であったため鑑査支援システムを使わずに鑑査を終了。本来ならばここで調剤忘れがチェックできるのですが、残念ながらパップ剤がないことに気が付きませんでした。お連れ合いもパップ剤がないことに気が付かずに帰られました。

2　エラーの原因を探してみよう！

調剤のプロセスのほとんどで、処方箋が2枚あるという認識がなかったことは残念です。一人の患者さんから複数枚の処方箋を預かる場合があることを念頭に置き、まずは最も確認しやすい受付で確実に枚数の管理を行いたいものです。

事例では、入力者は処方箋を2枚預かったことを認識していました。しかし、調剤室内では先発品か後発品かということでバタバタし、2枚目の処方箋があるとは思いませんでした。

> 原因①：電子薬歴のメモの情報が更新されていなかった（バタバタの原因）。
> 原因②：処方箋を2枚預かったことがスタッフ間で共有されていなかった。

イレギュラーな手順で調剤を進めたこともエラーを起こす要因となりました。この薬局では最終鑑査者が鑑査支援システムを使って準備され

た薬が間違っていないかをチェックしています。今回は、鑑査支援システムでエラーが出たけれども入力間違いによるものであったため、薬は目視で正しいことを確認していました。

また、入力の訂正中であったことから、同時に鑑査支援システムを使うことができない状況でもありました。

入力訂正後に再度、やり直せばよかったのですが、入力間違いこそがエラーの原因だと思っていましたから、そのまま服薬指導へとコマを進めました。システムが使えていれば、まだ鑑査していないパップの存在に気が付いたことでしょう。実はパップ剤の薬袋が発行されていたのですが、バタバタしている中で他の薬剤師が不要と思い込み、廃棄してしまったという事実もありました。

> 原因③：鑑査支援システムを最後まで通さないで鑑査を終わらせてしまった。
>
> 原因④：パップ剤の薬袋を不要と思い、廃棄した。

3　今日から始めるエラー防止対策

　処方箋が複数枚あることを認識し「調剤忘れ」を起こさないためにはどうしたらよいでしょう。

①受付時、処方箋枚数を患者さんに確認する。

→処方箋を黙って受け取らず、ひと声かけると良いでしょう。「本日は1枚ですね。」「処方箋を2枚お預かりします。」

②複数枚の処方箋を受け付けた場合、処方箋の所定の位置に枚数を記載する。

→総枚数とその処方箋が何枚目かを記載します（例：1/2、2/2や2-1、2-2）。

せっかく記入しても通し番号だけではダメです！ 最後が何番なのかわからないからです。

→ルール化しましょう。曖昧なルールは逆効果です。やっている人とやっていない人がいる、やったりやらなかったりする（忙しいときはやらない）のをOKにしてしまうと、数字の意味がなくなります。

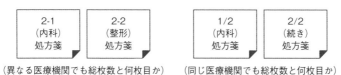

（異なる医療機関でも総枚数と何枚目か）　　（同じ医療機関でも総枚数と何枚目か）

③複数の処方箋を複数人で調剤する場合、再集合できるようにしておく。

→②をやっておけば問題ないでしょう。もしくは個人用調剤トレイに処方箋枚数がわかる札を入れておくのも良いかと思います。

→スキャンやコピーしたもので調剤すると思いますので、スキャンなどの前に処方箋に枚数を書いておきましょう。

3 鑑査者のポケットに 100錠入ってしまいました！

こんなことが本当にあるのでしょうか。ウチの息子がどうにか薬学部の5年生になり、受け入れていただいた実習先（薬局）で実際にあったお話です。本当にどこで何が起こるかわかりません。それでも私たちは日々一つひとつの事例に対応し、調剤エラーの起きにくい職場を作りあげていきましょう。

 1 事例紹介 【鑑査者の白衣のポケットに滑り込んだ 大胆な100錠】

　実務実習生（息子）がたくさんの薬を取り揃えて、調剤用トレイを鑑査者のところへ持って行きました。

　処方内容はもうとっくに忘れてしまいましたが、とにかくたくさんの薬があったようです。調剤室には様々な支援機器があり実習生でも調剤しやすく、とても働きやすい薬局だったと今でも語っています。

　さて、今回の事例を受付から順を追ってみていきましょう。息子が正しく把握していない部分もあるかと思いますので、大まかな流れを見ていただければ結構です。

受付：A4ファイルに処方箋とお薬手帳を入れて調剤室に渡します。

調剤：調剤室内のプリンターで薬情と薬袋また調剤指示箋が印刷され、それらもA4ファイルに挟みます。調剤用トレイにいろいろ挟み込んだA4ファイルを入れて、調剤者はトレイを持って調剤を行います。調剤指示書に記載されているバーコードを専用の機械で読み取ると、薬の位置と数量が示されますので誰でも間違いなく

取り揃えることができます。すべて取り終えると、鑑査台に持って行き受付順に並べておきます。

なんか落っこちそう

調剤用トレイには1番下に敷いたA4ファイルの上にたくさんの薬が乗っていました。トレイのサイズが少々小さく、A4ファイルが収まらない大きさだったので、斜めのファイルの上を薬が滑ってしまうのではないかと心配しました。しかし本当に滑ってしまうとは誰も思いませんでした。

鑑査：ベテラン薬剤師さんが鑑査を担当します。薬の過不足や取り違いがあった場合、鑑査者が調剤者に伝え取り直してもらいます。

鑑査者に「○○君、A錠が100錠足りない。全部で168錠だけど68錠しかないから、あと100錠持って来てください。」と言われました。100錠の場合は透明の包装入りのまま調剤します。確かにそっくり包装ごと見当たりません。頭を傾げつつ、100錠包装を1つ持って行きました。

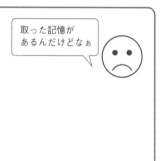

取った記憶があるんだけどなぁ

発見：昼の休憩時間になり、薬剤師さんたちも実習生も交代でお昼に入ります。先のベテラン薬剤師さんが昼休憩に入られましたが、しばらくして調剤室に戻って来られました。なんと白衣の脇のポケット（胸ポケットではなく両脇についているポケット）に100錠がまるまる透明の包装に包まれた姿で入っていたとのことです。雲隠れした100錠にびっくりさせられた事例でした。

2 エラーの原因を探してみよう！

　エラーはなかったのです。調剤者はしっかり調剤し、鑑査者もしっかり鑑査していました。まさかポケットに100錠転がり込んでいるなんて誰も想像しません。もし、度々起こることで容易に想像できるなら、100錠足りないとなったときに鑑査者はまずポケットを探っていたことでしょう。今回の事例はまず起きることはないと思いますので、こんなことがあるんだという程度に読んでいただければと思います。そして今後、万が一調剤忘れがあったときにはそっとポケットの上から薬が逃げ込んでいないか確かめてみてください。

　さて、1つ着目すべきとすれば、どうしてポケットに100錠もの薬がするっと入ってしまったのかということです。居心地が良さそうだった、ビックリさせようと思った、というようなことではありません（いや、そうかもしれませんが）。調剤用トレイの大きさがポイントとなるのでしょうか。

> 原因①：多剤併用療法だった（薬が多過ぎた）。
> 原因②：調剤用トレイが小さかった。
> 原因③：たくさんの薬を無理してトレイに入れてしまった。

 3 今日から始めるエラー防止策

　様々な調剤エラーに対応するためにはどうしたらよいでしょう。

①情報を共有する。

→調剤エラーが起きたら薬局内で情報を共有します。自分の事例だけでなく、他者の事例も疑似体験することで心の準備ができます。薬局としての効果的な対策を立てやすくなることでしょう。

②**変えることをためらわない。**

→ルールや使っているものなど、必要なら変えることを提案しましょう。慣習にとらわれないこと。変えるときはみんなで協議し、コンセンサスを得ることが大切です。新しい方法や物が定着しなければ意味がないからです。

③**起こる前に危険を予知する。**

→間違えるかもしれないな、不安だなと思うことがあればエラーを起こす前に手を打ちます。日々の業務の中で「あれっ」と思ったら立ち止まり、対策を講じましょう。

（例）対象年齢に縛りがある薬があれば、棚に年齢を書いて貼っておく。

① ただの強い痛み止めではありません！

麻薬と聞けば注射薬や飲み薬のイメージが強いかもしれません。扱いに慣れていないと勘違いも起こしやすいですね。在宅医療の増加に伴い、保険薬局でも麻薬を取り扱う機会が増えています。薬の使い方はもちろんのこと、法的な面もしっかり対応しなければなりません。

1　事例紹介　【アンペック®坐剤はただの強い痛み止めではない】

　77歳の男性患者さんです。大学病院を退院して、自宅療養するために地元のクリニックに転院してきたばかりでした。退院後初めての受診でしたが、その日は院長先生の診察日ではなく、他の先生の診察日でした。その先生は、数種類の定時薬と一緒に、患者さんから訴えのあった突出痛を和らげるためにアンペック®坐剤を処方しました。

> Rp.　アンペック®坐薬10mg
>
> 　　　　　1回1個　10回分　痛みが強いとき、1日3回まで

　先生は、アンペック®坐剤を麻薬ではない強力な痛み止めの坐剤だと思っていました。そのため麻薬施用者番号や患者さんの住所を記載せずに処方箋を発行しました。

　ご家族が薬局に処方箋をお持ちになりました。普段通りに処方箋監査、入力、薬剤調製、最終鑑査、服薬指導を行いました。ご家族には、初めて使う薬（入院中に使用していたかどうかは不明）であったため、

使い方や保管方法について詳しく説明しました。

　薬剤師はアンペック®坐剤が麻薬であることはもちろん認識していました。麻薬であるがゆえに「麻薬保管庫から取り出すこと」「麻薬帳簿に記載すること（在庫数の確認含む）」という行為が伴います。これらの行為が、麻薬であることを嫌でも思い出させてくれるのです。しかし普段やらないことをやっているうちに、そちらに気を取られて処方箋の備考欄に書かれているべき記載事項を確認することをすっかり忘れてしまいました。

　ご家族がお帰りになってから、薬歴を記入するべく処方箋を見たところ、麻薬であれば必ず書いていなければならない事項が抜けていることに気付きました。慌てて医師に問い合わせをしたところ、アンペック®坐剤を麻薬と認識していなかったためだということがわかりました。すぐ近くの医療機関でしたので、薬局のスタッフが処方箋を持って走り、先生自身に麻薬施用者番号と患者住所を記載してもらいました。

▨ 2　エラーの原因を探してみよう！

　処方箋を持って先生にお会いした際、先生は「そうだよね、そうだったよね。申し訳ない。すっかり勘違いしていた」と仰っていました。すべての医師が麻薬施用者ではなく（麻薬を処方する医師はすべて麻薬施用者）、また麻薬施用者であっても麻薬を使い慣れているとは限りません。麻薬であることをご存知ではあっても、ちょっとした勘違いということもあります。

　最近は一般名で処方箋を記載することが多くなってきています。アンペック®坐剤ではなく、モルヒネ塩酸塩坐剤と覚えていたら間違えなかったかと思います。

原因①：（医師）麻薬であることを失念していた。

　処方上の不適切な部分を見つけ、適切な処方となるよう意見を述べる
のは薬剤師の役割です。このような時に医薬分業が真価を発揮すると言
えるでしょう。今回薬局では、処方欄に関しては申し分のない仕事をし
たのですが、それ以外の部分で一つ抜けてしまいました。それは、麻薬
に関する必須記載事項の確認をしなかったことです。知らなかった訳で
はありません。でも、誰もチェックをしなかったのです。

原因②：麻薬施用者番号と患者住所を処方箋監査時にチェックしな
　　　　かった。
原因③：麻薬の調剤に気を取られてしまった。
原因④：最終鑑査者も麻薬であることに気を取られ、チェックを怠っ
　　　　てしまった。

POINT

　麻薬を処方する場合、処方箋に記載すべき事項は下記の通りです。
① 患者の氏名、年齢（または生年月日）
② 患者の住所　←注意！
③ 麻薬の品名、分量、用法、用量（投薬日数を含む）
④ 処方箋の使用期間（有効期間）
⑤ 処方箋発行年月日
⑥ 麻薬施用者の記名押印または署名、免許番号　←注意！
⑦ 麻薬診療施設の名称、所在地

3 今日から取り組むエラー対策

「麻薬処方箋の記載不備」を見落とさないためにはどうしたらよいでしょう。

①麻薬小売り業者として、麻薬の適正使用及び取り扱い方を理解する。

- 医療用麻薬適正使用ガイダンス（厚生労働省医薬食品局　監視指導・麻薬対策課）
- 薬局における麻薬管理マニュアル（同上）
- 麻薬取扱いの手引・薬局用（東京都福祉保健局）←各都道府県で作成（名称は異なります）

②処方箋監査時に、麻薬施用者番号等を確認する。

→麻薬施用者ではない医師から麻薬が処方された場合、調剤することができません。

③処方箋監査台、麻薬保管庫、麻薬帳簿、最終鑑査台などに、「患者住所、施用者番号確認」と書いて貼っておく。

→目に入らないと忘れてしまいがち。麻薬調剤の動線上で注意喚起を行いましょう。

抗菌剤と整腸剤の組み合わせに注意！

この事例は、抗菌剤処方の際に併用する整腸剤の処方ミスを見逃した、というものです。昨今は、抗菌剤の処方には漏れなく整腸剤が付いて来るようです。しかし、抗菌剤の有害事象防止のために処方される整腸剤は、その効果を考えるとき何でもいいと言う訳ではありません。

1 事例紹介 【ニューキノロン系は適応外だった】

58歳女性患者さんです。のどが痛くて（咽頭炎）にて近隣の耳鼻咽喉科クリニックを受診し、下記処方が出ました。今回が初処方です。

> **Rp.** カロナール®錠300mg
>
> 　　　　　屯用　1回1錠、1日2回まで、6回分　咽頭痛時
>
> ジェニナック®錠200mg　2錠　1日1回朝食後　5日分
>
> ビオフェルミン®R錠　3錠　1日3回毎食後　5日分

各薬剤の用法用量に問題はなく、処方箋監査を終えて調剤に回しました。特に難しい調剤でもなかったので、すぐに薬を取り揃えて最終監査に回しました。そこでも疑問に思うことなく鑑査を終えて投薬に向かい、患者さんには解熱鎮痛剤のカロナール錠の飲み方や抗菌剤のジェニナック錠を飲み切って欲しいことなどを伝えました。風邪の患者さんが増えて混雑していたこともあって、簡単な調剤のこの処方に疑問を抱くことはありませんでした。

のちほど、薬歴を見直していたときにジェニナック®錠とビオフェル

ミン®R錠の処方について念のため添付文書を確認（電子薬歴なのですぐに添付文書を確認できる）したところ、ビオフェルミン®R錠にはニューキノロン系の抗菌薬は適応がないことに気付きました。

すぐ処方医へ問い合わせて、ビオフェルミン®R錠からミヤBM®錠に処方変更になりました。患者さんの携帯電話へ連絡したところ、近くのショッピングモールで買い物をなさっており、薬局まで薬を取り換えに来てくださることになりました。

POINT

ミヤBM® 細粒・錠は、ニューキノロン系処方時の整腸剤として使えるのか？

添付文書によれば、【効能・効果】は、『腸内菌叢の異常による諸症状の改善』となっています。併用できる抗菌剤、併用できない抗菌剤の記載はありません。【薬効・薬理】の項には、『化学療法剤投与時における整腸作用』として、「各種抗菌剤の投与を受けた成人において、偽膜性大腸炎の原因菌とされるClostridium difficileの糞便中検出率が著しく増加したが、宮入菌製剤を併用することにより、その出現頻度並びに菌数は減少した」となっています。化学療法剤投与時にもミヤBM®は効果があること示しています。

参考：耐性乳酸菌製剤の効能効果　添付文書（2021年3月現在）より

耐性乳酸菌製剤の効能効果は、「下記抗生物質、化学療法剤投与時の腸内菌叢の異常による諸症状の改善」です。代表的な耐性乳酸菌製剤が適応としてあげている抗菌薬について比べてみます。

医薬品名	ペニシリン系	セファロスポリン系	アミノグリコシド系	マクロライド系	テトラサイクリン系	ナリジクス酸
エンテロノン®-R	○	○	○	○	○	○
レベニン®散、錠	○	○	○	○	○	○
ビオフェルミンR®散・錠	○	○	○	○	○	○
ラックビー®R散	○	○	○	○	×	○

＊ラックビー®Rは、テトラサイクリン系には適応がありません。
＊耐性乳酸菌製剤はニューキノロン系、クロラムフェニコール系、ホスホマイシン系、ペネム系には適応がありません。効能効果に示されている抗菌剤を投与した場合のみ、これらの耐性乳酸菌製剤を使うことができます。

◤ 2 エラーの原因はどこに？

　抗菌剤を処方した場合、抗菌剤の作用によって腸内細菌叢が乱れ、下痢を起こすことがあります。そのため整腸剤（乳酸菌製剤など）を併用することが多いのですが、その整腸剤も抗菌剤によってやられてしまうため、抗菌剤に強い整腸剤を使う必要があります。この処方に関わった薬剤師は全員そのことを理解していました。しかし、一つ落とし穴がありました。抗菌剤に耐性があると言われている整腸剤なら何でも良い、という訳ではなかったのです。

> 原因①：耐性乳酸菌製剤には、適応のない抗菌剤があるという知識が不足していた。

　ところで、電子薬歴はジェニナック®錠200mgとビオフェルミン®R錠が処方された場合、併用できないことを教えてくれないのでしょうか。機種によって異なるかもしれませんが、この薬局の電子薬歴は残念ながら教えてくれませんでした。禁忌であればポップアップされたでしょうが、今回は禁忌ではなく適応がないということでしたのでポップアップ

の対象とはなりませんでした。そのため、薬剤師が知識を持っていなければ、その知識を記憶から取り出せなければ間違いが起こる状況であったと言えます。

原因②：薬剤師の知識や記憶に頼るしかなかった。

 3　今日から始めるエラー防止策

　一見使えそうなのに「使えない薬」を見落とさないためにはどうしたらよいでしょう。

①知識を持つ。知識を伝える。

→添付文書（熟読）、薬剤師向け情報誌や研修会、個別指導の指摘事項などから学びましょう。

→今回の事例はよく聞く話です。先輩薬剤師から後輩に知識を伝えましょう。

②見てわかるようにしておく。

→急いでいるとき、ちょっと他のことを考えたときなど、せっかくの知識が記憶の隅に追いやられてしまうことがあります。知識は出来るだけ外に出しましょう。

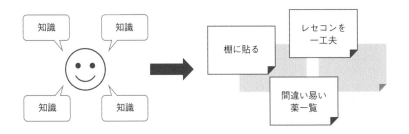

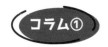

添付文書は、変わる・変わる！

　添付文書は時々改訂されます。適応症が追加になったり、副作用事例が集積されて「重要な基本的注意」や「副作用」の項に追記されたり……。改訂されるからには何か理由があります。にもかかわらず「ぶっちぎって」しまっては、処方箋監査などで調剤エラーを招くことになります。

1　添付文書改訂は、いつでも行われる可能性がある！

　添付文書の改訂は、医薬品を使う上で新たな注意事項を記載する必要がある場合に、厚生労働省の指示によって製薬企業が行います。医薬品が市場に供給され、たくさんの患者さんが使うことで新たな注意事項が見出されることがあります。そのような場合、添付文書を改訂することによって、医薬品の適正使用を促進することができます。

　ここで注意しなくてはならないのが、添付文書改訂はすでに市場に出ている医薬品について行われるということです。改訂ですから当たり前なのですが、実はここが盲点でもあります。改訂の内容を知らなければ、自分が知識として得た当時の添付文書の内容で処方箋鑑査や服薬指導を行ってしまうからです。

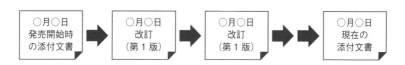

　こうなってくると、添付文書改訂の見落としによる調剤エラーは、調剤経験年数ではカバーできない面もあることを考えなくてはなりませ

ん。ベテラン薬剤師にとっての添付文書の内容は、新人だった頃に新鮮な感動をもって読み込んだものが基本になっていますが、その後、改訂内容がインプットされなかった場合、「確かこうだった」という思い込みで業務を行ってしまう恐れがあるからです。

　新人薬剤師にとってみれば、現在の添付文書の内容が基本になっています。新人だからこそかけられるチェックを、ベテランゆえに見落としてしまうということが起こり得るのです。

2　添付文書改訂の見落としによる調剤エラーの事例

　調剤経験14年の薬剤師Aが、てんかんの患者さんにケトチフェンフマル酸塩（ザジテン® カプセル1mgなど）を調剤し交付しました。患者さんは7日間の処方日数分を服用しました。7日後に再び同じ処方が出て、昨年度の新卒薬剤師B（2年目）が気付いて処方医に疑義照会を行い、当該医薬品は処方中止となりました。

　てんかんの患者さんに係る添付文書改訂は、2011年4月に行われました（変更部分のみ）。

> ＊改訂前：【慎重投与】てんかん等の痙攣性疾患、又はこれらの既往歴
> 　　　　　のある患者
> ＊改訂後：【禁忌】てんかん又はその既往歴のある患者（痙攣閾値を低
> 　　　　　下させることがある）
> 　　　　　【慎重投与】てんかんを除く痙攣性疾患、又はこれらの既往
> 　　　　　歴のある患者

　ベテラン薬剤師Aは、添付文書改訂前の「てんかんの患者は確か慎重投与だった」という知識に基づき調剤を行いました。しかし、現在の添付文書は改訂されて「てんかん等の痙攣性疾患」は【禁忌】になっており、

処方医への問い合わせが必要だったのです。

■ レボドパ服用中の患者さんに新たな留意事項

医薬品・医療機器等安全性情報No.370号（2020年2月）【4. 使用上の注意の改訂について】では、抗パーキンソン剤（レボドパ／レボドパ・カルビドパ水和物／レボドパ・ベンセラジド塩酸塩／レボドパ・カルビドパ水和物・エンタカポン）に関する記事が掲載されています。改訂後、添付文書に追記された内容（下線）を紹介します。

> **重要な基本的注意**
>
> （略）また、レボドパを投与された患者において、衝動制御障害に加えてレボドパを必要量を超えて求めるドパミン調節障害症候群が報告されている。患者及び家族等にこれらの症状について説明し、これらの症状が発現した場合には、減量又は投与を中止するなど適切な処置を行うこと。

「必要量を越えて求める」という部分に薬剤師として関与していかなければなりません。最初に患者さんやご家族に情報を伝えることが大切でしょう。もし情報を伝えなければ「説明間違い」というエラーを起こしたことになります。また、服用状況を聞き取り、飲み過ぎていないか確認しましょう。薬剤師として服薬管理を丁寧に行っていく必要があります。

▶ 3 今日から始めるエラー防止策

添付文書の改訂を見落とさないようにするにはどうしたらよいでしょう。

①すぐに添付文書改訂のお知らせを読む。

→届いたお知らせを溜めないことです。出来れば当日中に、せめて週
　1回曜日を決めて確認したいものです。担当者を決めておくと良い
　でしょう。

②読んだ情報を確実にインプットする。

→改訂の理由を確認します。理由がわかれば覚えやすく忘れにくいで
　す。重要な改訂内容であればミニ勉強会を開き、実務にどう落とし
　込むかを検討しましょう。

③最新の添付文書を準備する。

→いつでも手早く確認できるよう、錠剤棚のカセットの中に添付文書
　を入れて置きます。充填する都度、最新の添付文書に取り換えてお
　きます。

3 前回Doなので安心してしまった！

「前回Do」という言葉は、安心感を運んできます。前回と同じなのです。患者さんに大きな変化がなかったということです。すでに処方箋監査も済んでいますし、患者さんにいろいろと説明することもありません。しかし、本当に安心なのでしょうか。事例を通して「前回Do」を考えてみます。

1 事例紹介 【疾病禁忌の薬を見逃していた】

48歳の男性患者さんです。統合失調症でAクリニックを受診し、院内で薬をもらっています。薬局では、初回お伺い票からその情報を知ることが出来ました。初回お伺い票は、Bクリニックを受診し、薬局へ処方箋を持って来られた際に書いていただきました。

（A精神科・心療内科クリニック：院内調剤）
Rp. クエチアピンフマル酸塩錠25mg

　　　　　　　　　6錠　1日3回/毎食後　28日分

Bクリニックは、健康診断で血糖値が高いことを指摘されたため受診しました。患者さんはAクリニックを受診し服薬治療していることを、Bクリニックの医師には伝えていませんでした。最初は経過観察だったようですが、約2か月前から血糖値をコントロールするため以下の処方が出ていました。

（B内科クリニック：薬局調剤）

Rp. シタグリプチンリン酸塩水和物錠50mg

　　　　　　　　1錠　1日1回/朝食後　28日分

　患者さんが3回目にBクリニックの処方箋をお持ちになったとき、最近他店から異動してきた薬剤師が服薬指導を行いました。患者さんへ併用薬を改めて確認したところ、クエチアピンフマル酸塩錠を服用していることを知り、糖尿病の患者さんには禁忌であることに気が付きました。

　Aクリニックに連絡したところ、主治医より「近日中に受診してください」と伝えてほしいとのことでしたので、患者さんに主治医の指示を伝えました。主治医は、処方した薬が高血糖を引き起こしていたのではないかと考えたのでしょう。後日、処方箋を持って来られた患者さんからAクリニックの薬が変わったことを伺いました。その後、Bクリニックの薬も必要なくなりました。

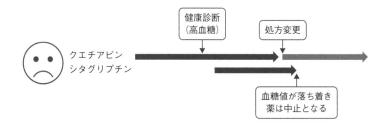

2　エラーの原因を探してみよう！

　初回お伺い票には、クエチアピンフマル酸塩錠を服用中であることが記載されていました。薬剤師は記載内容を確認したはず（ピンクのマーカーでチェックが入っていた）ですが、Bクリニックの処方内容に関して問題ありとは考えませんでした。

原因①：クエチアピンフマル酸塩錠は、糖尿病の患者さんには禁忌であることを知らなかった。

　2回目に来られた時は、どのようなことが起きていたのでしょう。まずはＢクリニックの処方箋監査ですが、「問題なし」としていました。なぜかと言うと、薬歴の併用薬の欄には何も記載がなかったのです。そのため監査した薬剤師は、併用薬はないと思い、処方箋を「問題なし」と判断しました。また、服薬指導した薬剤師も、前回初めて処方された薬だったことから、体調変化や服薬状況を確認することに注意を払い、併用薬を確認していませんでした。

原因②：併用薬を薬歴に記録していなかった。
原因③：処方箋受付時あるいは服薬指導時に併用薬を再確認していなかった。

POINT

〈クエチアピンの血糖値について〉（添付文書より抜粋）
警告：著しい血糖値の上昇から、糖尿病性ケトアシドーシス、糖尿病性昏睡等の重大な副作用が発現し、死亡に至る場合があるので、本剤投与中は、血糖値の測定等の観察を十分に行うこと。
禁忌：糖尿病の患者、糖尿病の既往歴のある患者
重要な基本的注意：（高血糖だけでなく、低血糖も発現する恐れがあります）
　　　　本剤の投与により、低血糖があらわれることがあるので、本剤投与中は、脱力感、倦怠感、冷汗、振戦、傾眠、意識障害等の低血糖症状に注意するとともに、血糖値の測定等の観察を十分に行うこと。

3　今日から始めるエラー防止策

「疾病禁忌」を見落とさないようにするためにはどうしたらよいでしょう。

①電子薬歴の場合、処方箋監査機能を活用する。

→疾患名、併用薬を記録することで禁忌を知らせてくれます。そのためには記録することが必須条件です。

②錠剤棚のカセットや薬の外箱に、禁忌であることとその内容を貼っておく。

→原始的ですが、調剤の際に必ず確認しますので確認するきっかけになります。

③他科受診、併用薬の確認を毎回行う（院内調剤も含めて）。

→服薬指導時の必須確認事項として、忘れないよう最初に確認しましょう。

④知識を持つ。

→何をどこまでやればいいのか途方に暮れてしまいそうですね。まずは薬局に在庫している薬について勉強しましょう。それから薬剤師向け雑誌の購読、研修会や学会への参加、インターネットでの学習などを通し、幅広く知識を得ていきましょう。生涯学習です。

頑張る薬剤師！
副作用から患者さんを守る！

この事例は、薬剤師の疑義照会により処方箋の間違いを防ぐことができた、というものです。おかしいと思ったことは妥協せず、調べ、処方医に伝える。その姿勢が患者さんを危険から守ります。失敗例から学ぶだけでなく、今回は成功例を通して学んでいきます。

 1 事例紹介 【疑義照会により患者さんの安全を守った！】

副作用発現：精神科より、ラミクタール錠100mg 3錠（1日量300mg）の処方が出ている患者さんです。しばらく服用後に皮膚症状を発現したため、ラミクタール錠は中止になりました。

処方再開：1か月半中止した後に、再度同じ用量でラミクタール錠が処方されました。

疑義照会：薬局では、再開時に300mg/日の服用は多過ぎると判断し、処方医へ疑義照会を行いましたが、処方医からは「そのまま調剤してほしい」と回答がありました。

製薬会社へ：処方医の回答のまま300mg/日で調剤するのは望ましくないと判断し、製薬会社に相談の電話を入れました。

MRが説明：ラミクタール錠のメーカーであるGSK（グラクソ・スミスクライン株式会社）のMRさんから処方医へ「高用量での再開の危険性」について電話で説明してもらいました。

処方変更：処方医から薬局へ電話が入り、処方量を300mg/日から25mg/日の初期用量に減量するよう処方変更の依頼があり

ました。

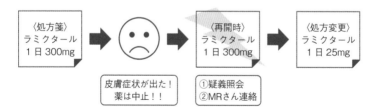

2 薬のことを良く知って調剤しよう
（安全性速報発出医薬品）

ラミクタール錠（成分：ラモトリギン）は、2015年2月に安全性速報が出ており、その冒頭には以下の記載があります。

2014年9月〜2014年12月までの約4か月の間に、本剤との因果関係が否定できない重篤な皮膚障害が発現し、死亡に至った症例が4例報告されました。これら4例はいずれも用法・用量が守られていない症例であり、皮膚障害の発現後、重篤化するまで本剤の投与が中止されていない症例でした。

ラミクタール錠の添付文書（2020年2月改訂版）の警告欄はすべて皮膚障害に関することです（抜粋）。

【警告】1. 1用法及び用量を超えて本剤を投与した場合に皮膚障害の発現率が高いことから、本剤の「用法・用量」を遵守すること。

添付文書には、「投与を一旦中止し、再開する場合の注意点」が明記されています（抜粋）。

7. 用法及び用量に関連する注意（抜粋）

7.3 本剤による発疹等の皮膚症状のために投与を中止した場合には、治療上の有益性が危険性を上回ると判断される場合以外は再投与しないこと。再投与にあたっては、いかなる理由で投与を中止した患者においても、維持用量より低い用量から漸増すること。なお、投与中止から本剤の消失半減期の5倍の期間（略）を経過している場合は、初回用量から6. 用法及び用量に従って再開することが推奨される。

*「維持用量より低い用量から漸増すること」となっていますが、維持用量はどのくらいでしょうか。

『双極性障害における気分エピソードの再発・再燃抑制に用いる場合（単剤療法）』を見てみましょう。

通常、成人にはラモトリギンとして

- 最初の2週間は1日25mgを1日1回経口投与
- 次の2週間は1日50mgを1日1回又は2回に分割して経口投与
- 5週目は1日100mgを1日1回又は2回に分割して経口投与
- 6週目以降は**維持用量として1日200mg**を1日1回又は2回に分割して経口投与
- 症状に応じて適宜増減するが、増量は1週間以上の間隔をあけて1日量として最大100mgずつ、**1日用量は最大400mg**までとし、いずれも1日1回又は2回に分割して経口投与する。

維持用量は、1日200mg → 再開はそれより低い用量から漸増

この患者さんの場合、維持用量は1日300mgであり、再開はそれより低い用量が求められます。さらに中止期間が長くなる場合は、初期用量から再開することが推奨されています。

3 患者さんの安全のためにはあらゆる方法を使う

　疑義照会をしたとき、処方医から「そのまま出してください」と言われることがあります。そのようなとき、皆様はどうなさいますか。大丈夫だとは思うが念のため照会したという状況であれば、「そのまま出してください」という回答でも困ることはありません。

　しかし、どう見ても添付文書から逸脱している場合、薬剤師は大変悩みます。患者さんに疑義照会の内容と医師の回答をお伝えし、医師―患者間の信頼関係を損なわないよう薬剤師の考えをお伝えし、患者さんが十分注意できるよういつも以上に情報提供を行うことが必要になるかもしれません。

　今回の事例では、処方医の回答に薬剤師として納得できず、製薬会社の力を借りて危険回避に成功しました。患者さんの安全を守るため、あの手この手を駆使した結果です。

①薬剤師は処方医が納得できる説明を行う。危険性を確実に伝える。

②電話でダメなら直接会って説明する（訪問できる範囲で）。

③製薬会社に問い合わせをして、その回答を再度処方医へ伝える。

④製薬会社に相談して、MRさんや学術担当の方から処方医へ連絡してもらう。

⑤日頃から良い関係（信頼される薬局・薬剤師）を構築しておく。

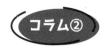

疑義照会、勇気はいりません！

　私の職場のすぐ近くに、とても小さな居酒屋さんがあります。カウンターだけの5〜6人お客さんが入れば一杯になる、シンクに置いた三角コーナーのようなお店です。営業努力には頭が下がり、お店のガラスや立て看板の誘い文句は見ていて飽きません。最近目にしたのが「勇気はいりません。気楽にお入りください」という貼り紙でした。

1　事例紹介　【販売名が似すぎている！】

　2020年4月、ヤンセンファーマ株式会社、日本新薬株式会社さんから「製薬企業より医薬品安全使用（取り違え等）に関するお知らせ」として『「ザイティガ錠」と「ザルティア錠」の販売名類似による取り違え防止のお願い』』が出ました。「いずれも泌尿器科用薬で、販売名が類似していることから、2014年9月より取り違えに関する注意喚起を行ってきたのですが、2019年7月末までに18件の処方間違い・薬剤取り違え事例が報告されている」とのこと。

　掲載されている2つの事例を紹介します。事例1は薬剤師の疑義照会により処方変更となりましたが、事例2は食い止めることができませんでした。

事例1	泌尿器科から発行された処方箋を調剤薬局が受けた。処方内容は、Rp1. ザイティガ錠250mg 1錠 分1×14日分朝食後服用、Rp2.【般】セフジニルカプセル100mg 3カプセル 分3×7日分毎食後服用であった。プレドニゾロンの併用は行われておらず、また、投与量も250mgと通常の1/4の投与量となっているため、処方医に疑義照会を行った。処方内容をRp1. ザルティア錠5mg 1錠 分1×14日分朝食後服用に変更するとの回答を得た。

事例2	前医より前立腺癌疑いで当院受診。精査の結果、前立腺肥大症と診断され、前立腺肥大症の治療が継続された。当院における治療開始約半年後、効果不足にてザルティア錠を追加処方するつもりで、ザイティガ錠を処方してしまった。処方17日後に処方間違えに気付き、患者に連絡し服用中止。採血等の検査をするも特に異常なし。当院の処方オーダリングシステムでは、ザイティガ錠には「（腫）」の文字が付加されているが、医師は気付くことができなかった。

出典：日本医療機能評価機構（薬局ヒヤリ・ハット事例収集・分析事業）薬局ヒヤリ・ハット事
　　　例ID:49474 より改変

2　疑義照会には、勇気がいるか・いらないか

　処方箋監査をしているとき、処方ミスかなと思ったり、処方箋の書き方がおかしいなと思ったりしても、疑義照会をするのに少なからず躊躇する場面があるもしれません。もし私たちの前に躊躇という壁があるとしたらどのような壁でしょうか。

①自分という壁

→このくらいなら疑義照会しなくていいだろう。こういう使い方もあるのだろう。学会でこのような使い方があると聞いた気がする。前回もこの患者さんにはこの処方で出していた。以前、同じようなケースでは疑義照会しなかった。自分の知識に自信がない。間違えたら嫌だな。疑義照会したくない（聞く耳を持ってもらえないなどの理由で）。疑義照会するのが苦手。

②同僚・先輩という壁

→疑義照会した方がいいのか気になるが先輩に面倒がられるので聞けない。先輩から以前「そんなので疑義照会するな」と言われた。調べていると「早くやれ」と言われる。同僚に相談したら「今までそういうので疑義照会したことはないけれど」と言われた。

③患者さんという壁

→疑義照会について説明したが「先生が出したのだからそれでいい」「薬局で勝手なことをするな」「急いでいるのに余計なことをするな」「先生に聞くんですよね。じゃあいいです」と言われた。

④処方元医療機関の医師、職員という壁

→疑義照会を嫌がる医師がいる。医師につないでもらえない。看護師から「先生が判断したのだからそのまま出してください」と言われたことがある。不在のことが多くなかなか疑義照会ができない。折り返しの回答がいつも遅く、患者さんが怒ってしまうことがある。

　疑義照会には勇気がいりますね。まずは自分の壁、そして薬局内の壁、さらに患者さんの壁、最後は医療機関の壁を破って、薬の適正使用のために覚悟を決めなければなりません。覚悟さえあれば、大抵のことはできるでしょう。でもその覚悟がなかなか難しい。ということは自分の壁が一番高いのかもしれません。

3　いいえ、勇気はいりません！

　冒頭の小さな営業努力バリバリの居酒屋さん。「勇気は入りません。気楽にお入りください。」というフレーズが妙に心に沁みました。同僚は「あそこのお店に入るのは実際勇気がいるよね」と言っています。私も同感です。貼り紙をしたということは、ご主人もそう思っているのでしょうか。しかし、お店が小さいことをマイナスと捉えず、かえって小回りが利いて強味となっているように感じます。アイデアもすごい！ ちょっと前は「ジビエあります」、最近は「テイクアウト始めました」の貼り紙も……。仕事に誇りを持って、楽しんでやっていらっしゃるように思います。私たちに必要なのは、勇気よりも薬剤師としての誇りかもしれませんね。

- 過去の事例にとらわれず、毎回本当にこれでいいのかなと考える
- 少しでも疑問を感じたら相談する
→日頃から相談しやすい雰囲気を作りましょう。
- 先輩から「いいんじゃない」と言われても納得できなかったら疑義照会する
→「念のため確認しておきます」はいかがでしょう。処方内容が変わらなくても、めげないで。念のために確認することは大切なことです。
- 患者さんから「聞かなくてもいい」と言われてもたじろがない
→なぜその言葉を発したのか、相手のニーズを捉えて対応しましょう。
- 処方医がどんな先生であっても疑義照会する
→怖がらず、相手の懐に飛び込みましょう。こちらから壁を作らないようにすることです。
- わかりやすく簡潔に熱意をもって伝え、処方医に理解してもらう
→薬剤師としての考えを根拠とともに伝えましょう。

重複回避で ポリファーマシー対策！

この事例は、2医療機関から処方された胃薬の重複に気付かなかった、というものです。重複すれば過量投与となり、有害事象が起きる危険性が高くなります。たとえ有害事象が起きなくても必要のない薬を飲むことは体にとって負担です。併用薬を確認し、処方医へ問い合わせて重複投薬を解消することは薬剤師の重要な役割です。

1　事例紹介　【2つの医療機関から胃薬が 処方されていた！】

　77歳の男性患者Aさんは内科クリニックを定期的に受診なさっています。循環器の薬（ピタバスタチン、ビソプロロール）のほか、以前胃の調子が良くないことがあって処方された下記の胃薬を現在も服用しています。最近の指導記録には、「胃の調子は良くなったが念のためにもらっている」と書かれていました。

> **Rp.** イルソグラジンマレイン酸塩錠4mg　1錠　分1　朝食後　28日分

　Aさんは腰痛のため整形外科を受診し、下記の処方が出ました。初回の整形外科受診時から胃薬が処方されていたのですが、薬局では内科の胃薬との重複を見落としていました。処方箋通り調剤してお渡ししたので、Aさんは両方の医療機関から処方された胃薬を服用していました。
　数日後に内科を受診し、処方箋（前回Do）をお持ちになった際、整形外科でも胃薬を飲んでいたことに気付きました。内科の処方医に問い合わせ、イルソグラジンマレイン酸塩錠を中止することになりました。処

方医もＡさんが念のためにもらっていたことを知っていたのでしょう。その後しばらくして腰痛が改善し整形外科の薬は中止になりましたが、内科で中止になった胃薬は復活することなく、Ａさんの胃の調子は問題ないまま今日まで来ています。

> **Rp.** ロキソプロフェンナトリウム60mg錠
>
> 　　　　　　　　　　　　3錠　分3　毎食後　14日分
>
> 　レバミピド錠100mg
>
> 　　　　　　　　　　　　3錠　分3　毎食後　14日分

■ 参考

　2つの薬を比較してみましょう。作用機序の記載は異なりますが、効能効果は全く同じです。

	イソグラジンマレイン酸塩錠 （「サワイ」添付文書より）	レバミピド錠 （「アメル」添付文書より）
作用機序	胃粘膜内cAMP含量を増加させて細胞間コミュニケーションを活性化することにより胃粘膜細胞の統合性を高め、細胞防御機能を亢進すると考えられる。	機序として内因性PG増加作用、胃粘膜血流増加作用、胃粘膜粘液量増加作用、胃アルカリ分泌亢進などが示唆されている。
効能効果	・胃潰瘍 ・下記疾患の胃粘膜病変（びらん、出血、発赤、浮腫）の改善：急性胃炎、慢性胃炎の急性増悪期	・胃潰瘍 ・下記疾患の胃粘膜病変（びらん、出血、発赤、浮腫）の改善：急性胃炎、慢性胃炎の急性増悪期

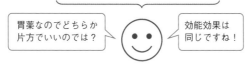

胃薬なのでどちらか片方でいいのでは？　　効能効果は同じですね！

2　エラーの原因を探してみよう！

　内科からはずっと3種類の薬（ピタバスタチン、ビソプロロール、イ

ソグラジン）が処方されていました。整形外科で新たに2種類の薬（ロキソプロフェン、レバミピド）が追加になったとき、内科の定時薬に関する重複投薬・相互作用の確認に漏れが出てしまいました。担当した薬剤師によれば、「一応、確認はしたが問題なしと判断してしまった」ということでした。服薬指導では、初めて処方された薬だったために用法用量や有害事象など処方薬の説明に終始し、内科の薬との併用については言及しませんでした。

> 原因①：薬の名前が異なるので重複だと気付かなかった。
> 原因②：作用機序が異なり、それぞれ常用量なので問題ないと判断した。
> 原因③：初めての薬（整形外科）の説明に気を取られていた。

　その後の来局は内科の処方箋（前回Do）を持って来られたときでした。このときは整形外科の処方薬との併用について冷静に検討することができました。内科で胃薬が出ていることは手元の処方箋を見ればわかります。前回、整形外科の初処方で痛み止めと胃薬が出ていたことが記憶に新しく、胃薬が重複していることに気付きました。内科処方医に連絡し、継続処方されていたイソグラジンマレイン酸塩錠を中止することができました。この薬は念のためにもらっていた薬であり、胃腸の症状改善後に速やかに中止していれば今回の重複投薬は起きなかったかもしれません。

> 原因④：症状のモニタリングと処方医への情報提供が疎かになっていた。

▶ 3　今日から始めるエラー防止策

　併用薬の見落としによる〈重複投薬〉を起こさないためにはどうしたらよいでしょう。

①患者さんに直接確認する。

→併用薬をお薬手帳や薬歴から確認するだけでなく、患者さんにも直接確認しましょう。データ通りでない場合もあります。

②普段から薬を整理する。

→不要な薬はもらわないよう患者さんを教育することも大切です。症状が改善し、必要なさそうであれば問い合わせにより中止できる（可能性がある）ことを伝えましょう。ここは薬剤師として積極的に行動したいところです。

③見過ごさない。

→「これくらいなら問題ないだろう」ではなく、「余計な薬は飲ませない」という視点が重要です。

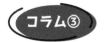

ポリファーマシー解消で
ミスを減らそう！

　ポリファーマシー（多剤服用）が解消され、本当に必要な薬が必要最小量で使われるようになれば、患者さん、医療機関、保険薬局、国など多方面にわたって大きなメリットとなることは確実です。処方がシンプルになれば調剤エラーも起こりにくくなります。

1　事例紹介　【すごい処方箋！】

1）77歳の男性患者さんの処方箋です。すごいと言っても9種類ですからまだまだ序の口。もっとたくさんの薬を飲んでいる患者さんもいらっしゃいます。「最近どうですか」という医師の問いかけに「変わりありません」という患者さんの回答があれば、処方は継続される傾向があるように思います。

Rp1. グリベンクラミド錠2.5mg	1T	
エソメプラゾールMg水和物カプセル20mg	1C	
アイミクス® 配合錠LD	1T	分1
	朝食後　42日分	
Rp2. テオフィリン錠200mg	2T	
シロスタゾール口腔内崩壊錠100mg	2T	
ビルダグリプチン錠50mg	2T	
モサプリドクエン酸塩錠5mg	2T 分2 朝夕食後　42日分	
Rp3. モンテルカストナトリウム錠10mg	1T	
レボセチリジン塩酸塩錠5mg	1T 分1　寝る前　42日分	

2) 患者さんにとって適切でない薬（種類や量）が処方されている場合、処方数が少なくてもポリファーマシーだと聞いたことがあります。風邪で来局された50歳男性患者さんの処方内容を以下に示します。

Rp1. PL配合顆粒　　　　　　3g

　　　ロキソニン® 錠60mg　　3T

　　　ビオスリー® 配合錠　　　3T　　分3毎食後　　14日分

Rp2. ツムラ葛根湯エキス顆粒（医療用）7.5g　分3毎食前　7日分

- 風邪薬なので14日分は長いです。余った分は常備薬として保管なさるのでしょうか。
- PL配合顆粒には、サリチルアミドとアセトアミノフェンが含まれており、ロキソニン® 錠が屯用ではなく分3毎食後で飲むのであれば、解熱剤として重複しています。
- ロキソニン® 錠は風邪の解熱鎮痛に用いる場合、頓用で原則1日2回までです。
- ビオスリー® 配合錠の適応は、「腸内菌叢の異常による諸症状の改善」です。どのような症状なのか患者さんに伺ってみる必要があります。
- 漢方薬は患者さんの状態に合わせて1剤を使えば良いように成分を組み合わせています。風邪症状に対し、**Rp1.**もしくは**Rp2.**のどちらかで良かったかもしれません。

2　考えなければいけないこと

　ポリファーマシーについて考えさせられた患者さんの例を紹介します。当薬局へは初めてで皮膚科クリニックから爪白癬の外用薬1つと足底に塗る水虫の外用薬1つが処方されました。

M．K．さん（昭和15年生まれ・男性）

＊初回お伺い票の記入事項より

- 副作用の経験：はい・いいえ　←微妙な位置に○がついていました

「脱力感など加齢と区別しにくい症状がある」

- 他科受診、併用薬：はい

「循環器の薬を7〜8種類くらいを服用中」

- 健康食品等：はい

「各種ビタミン剤、ルテイン、ノコギリヤシを使用中」

＊服薬指導中に収集した情報より

- 患者さんの希望：一度すべての薬をやめてみたい。

理由：ふらつきや意欲の低下があり主治医に伝えたが相談に乗って
　　　もらえなかった。そのような症状に効く薬はないと言われた。
　　　薬の量がどんどん増えていき、薬が関係しているのではない
　　　かと思っているが、勝手にやめるわけにもいかない。意欲は
　　　最近になって本当に落ちていると思う。

　患者さんのお話しを伺うのみで結果的に介入することができず、「かかりつけ薬局」として患者さんの薬を一元管理していたらと残念に思ったことを覚えています。相互作用や重複投薬、用量のチェックを行い、本当に必要な薬だけになっていたら患者さんの体調も少しはすっきりしたかもしれません。

3　今日から始めるエラー防止策

ポリファーマシーを少しでも解消するために何ができるでしょうか。

①かかりつけ薬局（薬剤師）になる。

→薬の一元管理をします。

②かかりつけ薬局になっていない場合

→毎回併用薬を確認：重複投薬や相互作用に問題のある薬を見つけます。

→毎回残薬を確認：殆ど服用していない薬は主治医に伝えて中止する、あるいは服用回数を減らす処方変更をお願いしましょう。残薬調整を行い、手持ちの薬を整理した上で、飲むべき薬は間違いなく飲めるよう指導しましょう。

③処方に参画できる機会をとことん生かす。

→服薬情報を提供する際に、在宅療養の患者さんの報告書で、ケアカンファレンス（サービス担当者会議）の場で、往診同行の場で、退院時の医療機関で……。あらゆる機会を生かしてポリファーマシーに対峙し、本当に必要な薬を必要最低限の分量で服用する薬物療法の基本に立てるよう薬剤師として力を尽くしましょう。

e-ラーニング受講の確認を 忘れた！

薬局で調剤する前に、医師がその薬を処方することができるのかを確認しなければならない特別な薬があります。この事例は、続けて処方されていたために医療機関と処方医が変わったにもかかわらず、e-ラーニングの受講確認をせずに調剤してしまったというものです。

1 事例紹介 【処方医のe-ラーニング受講を確認しなかった】

78歳の女性患者さんです。変形関節症による慢性疼痛で下記が処方されていました。初来局のときはすでに使用されており、使い方についても良くご存知でした。その後も1年間ほど同じ医療機関、医師から同じ内容で処方されていました。しばらく来局がなかったためどうしたのかと心配していたところ、ご家族が処方箋をもって来局され、在宅療養となったことがわかりました。

この数か月間は、骨折して入院されていたそうです。今回の処方箋には、以前に調剤していたノルスパン®テープが処方されていました。他にも数種類の薬が処方されており、一包化調剤で時間がかかることから、翌日に薬を取りに来てくださることになりました。

> **Rp.** ノルスパン®テープ10mg　4枚　2枚
>
> 1回1枚、7日毎に貼り替え

退院後は在宅医療を行っている医療機関に転院したため、処方箋を発

行した医療機関および医師は今までと変わりました。受付ではレセコン入力の際に気付きそれらの情報を訂正しましたが、薬剤師には伝えていませんでした。ご家族が帰宅後、スタッフ同士で患者さんが再び来てくださったこと、在宅療養になったことなどを話していたとき、「そういえば医療機関も変わりましたよね」との会話がなされました。管理薬剤師が「アッ」と思ってWEBサイトで確認したところ、処方医がe-ラーニングを受講していないことがわかりました。

ノルスパン® テープは1枚お手持ちがあったため、処方医に連絡し今回の処方箋から削除してもらうとともに、e-ラーニングを受講していただきました。その後改めて在宅診療の際に処方箋を発行、薬局では処方医の受講確認を行い、患者さんに改めてお渡しすることができました。

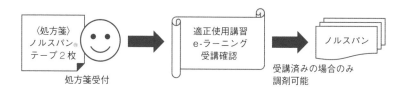

POINT

　ノルスパン® テープは、調剤する前に処方元の医師が『適正使用講習e-ラーニング』を受講しているかどうかを確認しなければなりません（確認用WEBサイト、ノルスパン® テープ流通管理窓口）。

　医療機関・主治医が変わらなければ確認は初回のみでよいのでしょうか。それとも調剤の都度、確認する必要があるのでしょうか。ムンディファーマ株式会社さん、久光製薬株式会社さんの「新発売のご案内と適正使用徹底のお願い（2011年8月）」には下記のQ&Aがありました。

Q：e-ラーニング受講済み医師の確認は調剤の度に行いますか？

A：<u>原則として、その度に行ってください。</u>ただし、施設内ルールなどを取り決め、本剤を継続的に処方しており当該処方元医師が受講済み医師であることが担保される場合はその限りではありません。

2 エラーの原因を探してみよう

　管理薬剤師は、この患者さんに長年ノルスパン®テープが処方されていたため、いまさら処方医のe-ラーニング受講の有無を確認するということに思いが及びませんでした。転院についても医療機関の間で、また医師の間で患者情報が共有されているはずですから、今回の処方医がe-ラーニングを受講していないとは全く考えませんでした。

原因①：調剤の都度、受講の有無を確認していなかった。

原因②：入力者は変更に気付いていたが情報を共有しなかった。

原因③：長年処方されており油断していた。

原因④：転院先の医師が受講していないはずはないという思い込みがあった。

　ノルスパン®テープに限らず、薬を使用する際に登録制になっているものがあります。このような特別な扱いをする薬に対しては、管理薬剤師の知識だけに頼っており、誰もがわかる状態にはなっていませんでした。他のスタッフも十分に知識を持っていれば、医療機関および処方医が変更となったことに気付いた時点でチェックをかけることができたでしょう。

原因⑤：特別な取り扱いが必要な薬についての知識や情報が不足して
いた。

3　今日から始めるエラー防止策

　処方や調剤が登録制の薬の「確認漏れ」を起こさないためにはどうし
たらよいでしょう。

①情報を共有する。

→処方箋上に何か変更があった場合は情報を共有しましょう。些細な
　ことだと思っても、思わぬところで関係してくる場合があります。

②誰もがチェックできる環境にする。

→実際の業務は特定の人が行うとしても、特別な薬であることを誰も
　が気付けるようにします。リストを掲示する、勉強会を開く、使用
　状況を朝礼で伝えるなど。

③毎回確認する。

→承認条件では「調剤前に当該医師・医療機関を確認した上で調剤が
　なされるよう」となっています。調剤の都度、処方医のe-ラーニン
　グ受講の有無を確認します。

⑦ 6歳は使える？ 使えない？

お誕生日が来たら使えたり、使えなくなったりする薬があります。例えば5歳までは使えないけれど、6歳になったら使えるようになる薬があります。この事例は、患者さんの年齢が変わったにもかかわらず今までと同じ薬を継続処方し、薬局の処方箋監査で引っかかって処方変更してもらった、というものです。

1 事例紹介 【お誕生日が来た！】

患者さんは当たり前ですが"生身"です。初回お伺い票によって確認した患者さんの様々な情報は、時が経つにつれ変わっていくことがあります。最もわかりやすいのが年齢ですね。すべての患者さんを対象として1年に1回必ず更新する（される）情報です。

この事例の患者さんは、幼稚園に通っている5歳の男子です。気管支喘息でずっと下記の処方が出ていました。先週6歳のお誕生日を迎えてからは初の来局です。処方内容は今までと同じでした。

Rp. モンテルカスト細粒4mg　1包　1日1回就寝前　28日分

処方されたモンテルカストナトリウムですが、年齢によって量や剤形が異なり、下記のように3区分にすることができます。体重換算さえすれば量が割り出せる薬とは違って、年齢で用量とそれに該当する製剤を選ぶことになるため、年齢をしっかり確認しなければなりません。お誕生日前の5歳だった時と、お誕生日後の6歳になってからでは、誕生日を境に1回用量及び剤形が異なります。前回と同じDo処方では添付文

書の用法用量と合致しないため、処方医に問い合わせる必要があります。

モンテルカストナトリウムの用法用量（添付文書より）

年齢区分	用法用量	製剤
成人	（気管支喘息の場合） 10mg　1日1回就寝前	モンテルカスト錠5mg、10mg モンテルカストOD錠5mg、10mg
6歳以上の小児	5mg　1日1回就寝前	モンテルカストチュアブル錠5mg
1歳以上6歳未満	4mg　1日1回就寝前	モンテルカスト細粒4mg
1歳未満の乳児 新生児 低出生体重児	安全性が確立していない	（−）

（注意）モンテルカストナトリウムの小児への適応は、「気管支喘息」のみ。
　　　　小児に対する「アレルギー性鼻炎」のモンテルカスト製剤の安全性は確立していない。

▎2　エラーの原因を探そう！

　この事例では、入力者は処方箋通りモンテルカスト細粒4mgで入力しました。調剤者は患者さんにお誕生日が来て年齢が1つ上がり6歳になったのを見逃して、処方箋通りモンテルカスト細粒4mgを調剤しました。調剤者は、鑑査支援システムを使って自己鑑査を行いましたが、もともとデータが「モンテルカスト細粒4mg」だったため、エラーにはなりませんでした。鑑査者が気づき、処方医に疑義照会してチュアブル錠5mgに変更してもらいました。

> 原因①：電子薬歴の処方監査画面で警告に上がってこなかった（禁忌ではないため）。
> 原因②：調剤者は、患者さんの年齢を見落としていた（意識が不足していた）。
> 原因③：調剤するときに見てわかるような表示がなかった。

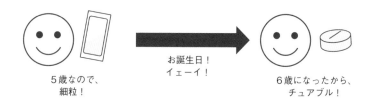

5歳なので、
細粒！

お誕生日！
イェーイ！

6歳になったから、
チュアブル！

デスロラタジン錠5mgを11歳10か月の小児に処方した例もありました。この薬は、「12歳以上の小児及び成人」に投与することになっており、添付文書では【小児等への投与】の項目で「低出生体重児、新生児、乳児、幼児又は12歳未満の小児に対する安全性は確立していない」と書かれています。

「12歳以上しか使えない」ことまで細かくご存知でない医師であれば、少し体の大きいお子さんで6年生ともなると、成人量でいいかなと思うかもしれません。実際に大丈夫かどうかは別として、薬剤師としてはチェックし問い合わせしなければなりません。

◤3◢ 今日から始めるエラー防止策

年齢による「処方箋監査間違い」を起こさないためにはどうしたらよいでしょう。

①電子薬歴でチェックをかけられるようにする。

→ユーザーの意見を積極的に伝えます。現在の機能で出来るかもしれないし、カスタマイズできるかもしれません。出来ない場合でも何等かの対応方法を教えてくれるでしょう。ダメとなれば、電子薬歴に頼らずチェックする方法を考えます。

→継続処方されている場合は、申し送り欄に「モンテルカスト年齢注意」などとメモを入れておいても良いでしょう。

②調剤棚に使用できる年齢を貼っておく。

→年齢のシールを貼るなどして調剤するときに確認できるようにする
　と良いでしょう。

③小児薬用量のリストを鑑査台に置く。そして、必ず確認する。

→調剤者だけでなく、鑑査者もダブルで確認できるよう環境を整えま
　す。

1回だけ飲む薬があります！

学校法人北里研究所北里大学の特別栄誉教授である大村智先生がノーベル生理学医学賞を受賞されたのは2015年10月のこと。エバーメクチンのジヒドロ誘導体であるイベルメクチンは、駆虫薬としてヒトにも使われています。この事例は1回のみ投与する薬を、1日1回投与と勘違いしてしまった、というものです。

 1　事例紹介　【本当に1回だけでよかったのに！】

疥癬で皮膚科を受診された70代の男性患者さんです。疥癬は、ヒトの皮膚にヒゼンダニが寄生して起こる皮膚の病気でヒトからヒトへ感染します。そのため早期発見早期治療が重要であり、内服薬で治療することが可能です。この患者さんには、初めて下記処方が出ました。

Rp. ストロメクトール®錠3mg　4錠　1日1回空腹時　7日分

この薬をご存知の方は処方箋を見たとき、すぐに処方ミスであることがわかるでしょう。しかし、この事例では、薬剤師の知識不足により処方ミスを見落としてしまいました。どうしてエラーが起きたのか順を追ってみていきましょう。処方箋監査を担当した薬剤師は、ストロメクトール®錠を扱うのは初めてでした。そのため、すぐに添付文書確認しました（この行為は適切ですね）。

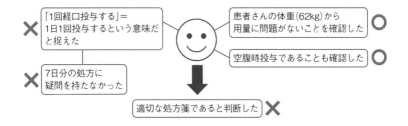

添付文書は、特別な使い方をする場合などを除き、特に処方日数に関しては記載がありません。処方医の裁量（予見することができる必要期間に従ったもの）で決めるからです。

処方箋監査、調剤、鑑査・投薬した薬剤師とも処方ミスに気付かず、医師の裁量で7日分の処方だと思いました。患者さんは指示通り7日間服用し、次回診察時に先生自らが処方ミスに気づきました。患者さんには多少の体調変化があったと伺いましたが、大事に至ることなく回復しました。

2　エラーの原因を探してみよう！

初めて扱う薬だったため、添付文書を確認したのは薬剤師として適切な行為です。にもかかわらず、記載内容を間違って認識してしまったのはとても残念。最初のところで起きた誤認識が続くプロセスにおいて誰によっても発見されず、最後まで引きずってしまいました。

原因①：知識が不足していた。
原因②：添付文書の記載を間違って理解した。

イベルメクチンのような特別な使い方をする薬について、用法用量が適切であるかを入力、調剤、鑑査するとき、いつでも確認できる環境があればよかったと思います。しかし、10錠入りの小箱が引き出しの中

に入っていただけで、何も注意喚起のための工夫はありませんでした。

> 原因③：電子薬歴の処方鑑査で警告が出なかった。
> 原因④：箱などに注意喚起をしていなかった。

　実際、用法・用量についてどのように添付文書に記載されているのか
を見ていきましょう。

> **ストロメクトール® 錠3mg【用法・用量】**
> 1. 腸管糞線虫症：通常、イベルメクチンとして体重1kgあたり約
>   200μgを2週間間隔で2回経口投与する。
> 2. 疥癬：通常、イベルメクチンとして<u>体重1kg当たり約200μg</u>
>   <u>を1回経口投与</u>する。
>   （重症型（角化型疥癬等）の場合、本剤の初回投与後、1〜2週
>   間以内に検鏡を含めて効果を確認し、2回目の投与を考慮する
>   こと。）

3　今日から始めるエラー防止策

　特別な使い方をする薬の「処方箋監査間違い」を起こさないためには
どうしたらよいでしょう。

①よく知らない薬の場合、添付文書を必ず確認する。

　→薬剤師全員が添付文書を確認するクセを付けましょう。知っている
　　薬でも添付文書の内容が変わっていることがあります。変更時は必
　　ず確認しましょう。錠剤棚のカセットに添付文書を入れておけば、
　　調剤中でも確認できます。

→電子薬歴であれば、瞬時に添付文書を確認することができます。気
　負わず、気になれば即座に添付文書を確認しましょう。

②しっかり添付文書を読む。

→イベルメクチン® 錠は、特別感が満載です。大人でも体重で投与量
　を計算する（換算表あり）、水のみで服用する、空腹時に投与する、
　重症型は再投与を検討する、治療初期に一過性の増悪が起こるな
　ど……。1つのことに気を取られず、しっかり添付文書を読み込み
　ましょう。

立て続けに起きた間違いを止められなかった！

計量調剤はプロセスが多く、各場面でチェックが働くので間違いを起こしにくい、という話を聞いたことがあります。今回の事例は、それぞれのプロセスをチェックする機能が適切に働かず、最初の小さな間違いが修復されないままに過量投与となってしまったというものです。

1 事例紹介 【小児用散剤の計算間違いから始まった！】

患者さんは小さな6か月の女の子（8.7kg）。風邪で受診し、下記薬剤が処方されました。これらのうち、アスベリン10％散の計量を間違え、1日量0.1gのところ1gで調剤してしまいました。1回分服用後、お母様から「服用後、顔が赤くなっているけど大丈夫ですか」と電話がありました。すぐに服用を中止し、様子を見て頂いたところ、その後は顔の赤みも取れ、体調に問題ないことを確認できてホッとした事例です。

Rp. 1）カルボシステイン DS50%（500mg/g）

　　　　　　　　　　270mg　分3　毎食後　4日分

　　プルスマリン®A DS小児用1.5%（15mg/g）

　　　　　　　　　　7mg　分3　毎食後　4日分

　　アスベリン® 散10%（100mg/g）

　　　　　　　　　　10mg　分3　毎食後　4日分

　　2）プランルカスト DS10%（100mg/g）

　　　　　　　　　　60mg　分2　朝夕食後　4日分

　　3）ツロブテロールテープ0.5mg　4枚　1日1回貼付

4）リンデロン®シロップ0.01%（0.1mg/ml）

　　　　　　　　　　　10ml　分2　朝夕食後　4日分

5）インタール®吸入液1%　2ml　20管

　メプチン®吸入液ユニット0.3ml　20管

　　　　1回量インタール1A、メプチン0.2mlを1日4回使用

2　エラーの原因を探してみよう！（プロセス確認）

　調剤は経験の浅い（約6か月）薬剤師が担当しました。経験が浅いところへ大量の小児の処方薬、しかも分包間違いもあって焦ってしまったことでしょう。どこで間違いが起きたのか、順を追ってみていきましょう。

①まず、アスベリン®散の秤取量（1日量、全量）を計算した。

• 間違い1⇒1日量0.1g（10mg、10%散）のところ、<u>1日量1gと誤計算</u>

※10%を表す100mg/gを見て1日量を100mgと勘違いしたのではないか。

• 間違い2⇒<u>小児薬用量を確認しなかった</u>

※チペピジンの小児薬用量は、1日1歳未満5～20mg。今回の1g（成分量で100mg）は多過ぎる。

• 間違い3⇒<u>処方箋のコピーに1日量と全量を記載しなかった</u>

※処方箋のコピーに1日量（成分量の場合）と全量の理論値を記載するルールがあった。

②散剤監査システムを使用した。

• 年齢と体重を正しく入力した。

• 間違い4⇒用法入力の際、<u>分3を分2と誤入力</u>

• 間違い5⇒<u>計算間違いをした数字（1g）を入力</u>

※監査システム使用時、過量のエラーが出なかったのか、エラーを突破したのかは不明。

③アスベリン®散を秤量し、分包機を用いて分包した。

- 間違い6⇒計算間違いした数字（全量4g）で秤量
- 間違い7⇒全12包のところ、1日2回4日分（全8包）で分包

※用法入力でも分2と勘違いしていたことから、分2と思い込んでいた。

④分包数の間違いに気付いて、撒き直しをした。

- 8包分の薬剤を秤量皿に取り出し、新たに12包で撒き直した。
- 散剤監査システムのジャーナルを手書きで分2から分3に訂正。

⑤最終鑑査を行った。

- 間違い8⇒鑑査者は自身で理論値を計算せず、ジャーナルの計算間違いの数字を見て散剤の秤量鑑査を行った。調剤に時間がかかり、鑑査者は焦っていた。

◢ 3　今日から始めるエラー防止対策

「秤量間違い」を起こさないためにはどうしたらよいでしょう。

①正しく計算する（間違い：1・5・6）。

- 調剤者は調剤する前に、鑑査者は調剤を待っている間に理論値を計算する。
- →成分量の場合は特に注意が必要です。1日量に印を付けて自分に注意を促しましょう。万が一、エラーが起きた場合、印を頼りに原因を探ることができます。

②ルールを守る（間違い：2・3・5・8）。

- 小児薬用量の確認をする（体重もしくは年齢で適切な量が処方されているか）。
→ 小児薬用量はすぐ確認できるよう、在庫の品目数が少なければ一覧表を作成する、多ければそれぞれの容器や棚に常用量を記載した札やラベルをつけておくのはいかがでしょう。
- 処方箋コピーに理論値（1日量と全量）を記入する。
→ 書いておくと秤量するときに慌てなくて済みます。鑑査者もその数字と自分が計算した理論値を照合しますので、計算間違いに気付くことができます。
- 散剤鑑査システムの警告を無視しない。
→ 散剤監査システムに限らず、何でも警告が出たら無視せず確認しましょう。
- 鑑査者は理論値を計算する。さらに調剤者の計算した数字を確認する。
→ 理論値で秤量鑑査をしなければなりません。ジャーナルの実測値で秤量鑑査を行えば、計算間違いを見つけることはできません。

◆散剤を調製中、間違えに気付いた場合は深呼吸し、遅れていることを誰かに伝え、落ち着いて取り組みましょう。

　それにしても6か月の赤ちゃんにたくさんの薬が処方されていることに驚きを隠せませんでした。このようなケースに薬剤師がどのように関与していくことができるのか、今後の課題です。

適応症による用量の違いを見逃した！

この事例も散剤の計算間違いにより10倍量で投与してしまった、というものです。添付文書の適応症、用法用量を見る限りは10倍量で投与しても問題ないと記載されており、それが間違いを見えにくくしていました。過量投与は患者さんへの影響が大きく、命に関わることもあるので細心の注意が必要です。

 1 事例紹介 【精神神経用薬を10倍量で調剤！】

78歳の男性患者さんです。ご家族が処方箋を持って来られました。患者さんはアルツハイマー型認知症で、認知症専門外来から【レミニール®OD錠8mg】と【メマリー®OD錠20mg】を処方されていました。

今回の受診で以下の薬が追加されました。認知症の周辺症状として精神症状が強く現れたのか、メマリー®OD錠の副作用として、激高や攻撃性、幻覚、錯乱、せん妄等が現れたのか……。どちらにしても、何らかの興奮状態のような症状があって追加処方となったのでしょう。

Rp. セディール®錠10mg　1錠　不眠時、14回分
Rp. セロクエル®細粒50%　20mg（10mg力価）

　　　　　　　　　　　　　　　　分2　朝夕食後　28日分

午前中の早い時間に薬をお渡しし、主治医の指示で1回分は帰宅後すぐに服用なさいました。2時間ほど経過した昼頃にご家族から「いつもと様子が違う。トイレで意識が途切れた」と連絡が入りました。呼吸も少しおかしかった様子。「救急車を呼んだ方がいいか」とご相談があり、

意識や呼吸の様子を考慮して救急外来の受診を勧めました。

　すぐに調剤の記録を確認したところ、本来1日0.02gで秤量すべきところ、10倍量に当たる1日0.2gで秤量していたことがわかりました。患者さんは、救急外来を受診したときには症状は安定しており、しばらく経過観察したのち帰宅なさいました。翌日、かかりつけの認知症専門外来を受診し、セロクエルの服用は一切中止となりました。

▰ 2　エラーの原因を探してみよう！

　セロクエル® 細粒50％の処方量ですが、処方箋には1日量20mgと記載されていました。「20mg」という記載は成分量なのか製剤量なのか悩むところですね。しかし、処方箋には力価も表示されていましたので、悩むことなく製剤量として計算し、単純に20mgを1日量0.02gとして調剤して良かったのです。

　この事例では、おそらく20mgを成分量と思い込み、左隣に（10mg力価）と書いてあったのを10％散と勘違いしたのでしょう。20mgを10％散で調剤するには0.2g必要であるという計算をしたようです。

> 原因①：20mgを製剤量ではなく成分量と思い込んでいた。
> 原因②：50％散であったが、10mg力価を10％散と読み違えた。

　ところで、セロクエル® 細粒50％は、今回の患者さんのように『統合失調症』ではなく、『アルツハイマー型認知症』でも使うことがあります。添付文書の適応症には『統合失調症』しか載っていませんし、用法用量も『統合失調症』に使う場合の量です。『アルツハイマー型認知症』にも使える（保険審査で通る）ことを知っていれば、どこかで間違いに気付けたかもしれません。

クエチアピンフマル酸塩の適応外処方について

　厚労省保医発0928第1号平成23.9.28付通知によれば、医薬品の適応外使用が認められる事例として、当該医薬品について「器質的疾患に伴うせん妄・精神運動興奮状態・易怒性」が挙げられています。

→認知症の周辺症状（中核症状によって引き起こされる二次的な症状）であるせん妄や興奮、暴力・暴言にクエチアピンフマル酸塩を使った場合、「保険の審査で通りますよ」ということです。適応外だが効果あり、ということですね。

　今回の処方量が『統合失調症』に使用する用量と比べてかなり少量だったことが、10倍量調剤となっても気付かなかった原因の一つではないかと思います。今回の処方は製剤量として1日量0.02g。とても少ないですね。『統合失調症』に使う場合、添付文書によれば1日量150～600mgですから、製剤量にすると0.3～1.2gです。0.02gを10倍したとしても、『統合失調症』に使う量より少ないため、「この患者さんには過量投与」ということに気付きにくい状況だったと言えるでしょう。

原因③：何のために追加処方となったのかを聞き取っていなかった。
原因④：『アルツハイマー型認知症』に使う場合、『統合失調症』に使うよりも少量であることを知らなかった。

3　今日から始めるエラー防止対策

　疾患の違いによる「秤量間違い」を起こさないためにはどうしたらよいでしょうか。

①患者さんの状況と処方薬を結びつける。

→認知症専門外来の処方箋に追加された薬であることを考えます。ご家族から状況を聞き、どういう経緯で処方されたのかを把握しておきましょう。

②情報を見える化する。

→散剤の容器に常用量を成分量と製剤量で記しておくとすぐに確認できます(使用法による用量の違いも明記しましょう)。

→適応外処方であること、その際の用法用量などを薬歴に記録しておくと処方箋監査、調剤、最終鑑査時に役立ちます。

③知識を蓄える。

→最新の情報を仕入れることが大切です(厚労省保医発の通知等を確認する、薬剤師向け情報誌を購読するなど)。

3 漢方薬1包を分2にせよ！

この事例は、小児に使うため漢方薬の分包品1包を半量にすべきところを1包そのままで出してしまったというものです。通常、漢方薬は分包品で出すことが多いため、漢方薬の処方を見たら1包単位で出すという思い込みがあったと思われます。

1　事例紹介　【実は2歳の小児だった！】

　患者さんは2歳の男の子です。癇癪をたびたび起こすという理由で小児科より下記の処方が初めて出ました。この漢方薬は、500gのバラ包装と1包2.5g包装があります。薬局にはバラ包装がなく、2.5gの分包品を使っています。この処方であれば、分包品を14包用意し、中身を全部出して28包分に撒き直します。1包を2分割し半量にすることで処方通りの2.5g分2（1包は1.25g）となります。

> **Rp.**　オースギ抑肝散料エキスTG　2.5g　分2/朝夕食前　14日分

　事務スタッフが薬の取り揃えを行いましたが、取り揃えたのは2.5g分包品28包でした。その後に鑑査、投薬を担当した薬剤師は、準備してあった分包品28包を見て間違いないと判断しました。「2.5g分2か……。小児だから1日3回（3包）ではなく2回（2包）なんだな」と勘違いしていたのかもしれません。

　この処方箋に関わった誰もが読み違えをしていたために、分包品から中身を取り出し撒き直すという発想には誰も到りませんでした。薬剤師

は、分包品が28包あることを確認し、保護者の方に飲み方を説明しました。飲み方は間違っていなかったこと、薬袋にも薬情にも1回1包と記載されていたため、服薬指導時においても内容量が異なることを薬剤師も保護者の方も気付きませんでした。

　間違いに気づいたのは次回受診時です。同じ内容の処方箋でした。このとき担当した薬剤師は読み違えることなく2.5g分包品を14包準備し、28分包に撒き直しました。さて投薬、という段階で保護者の方から前回は既製品をもらったとのお話。ここでやっと間違いがあったことに気付きました。14日分服用されたのですが、幸い患者さんの体調に問題はなく、主治医も経過観察でよいとのことでした。

> **抑肝散の小話（参考：Wikipedia）**
> 　原典「保嬰撮要」には、この方剤について「母児同服」（患児の母親もこの薬を服用すること）と書かれているそうです。さらに「当時の医学に今日の家族療法に通じる臨床知見があったことを示すものであるとされる」とWikipediaには記されていました。この内容は非常に興味深いものだと思います。子育てをしている保護者の方々（特にお母さん）は、日常生活の中で大きなストレスを感じることもあるでしょう。子供は敏感でお母さんの緊張感をすぐに感じ取ります。そして子供も緊張してしまうのです。次世代を育むお母さんに寄り添うことができる薬局であったらいいなと思いました。

2　エラーの原因を探してみよう！

　関わったスタッフ全員が処方箋の読み間違いをしています。分包品は1包2.5g（たまに3g）だとわかっているからこそ、見間違えてしまうので

しょう。1包が3gの分包品を処方医が3包出すつもりで7.5g分3と処方し、薬局では処方間違いに気づかず9g分3で調剤する事例もありますね。主治医はわざわざ7.5gに調整したのではなく、処方間違いであることは多くの薬剤師が経験しているのではないでしょうか。

原因①：2.5g分2を読み間違えて、2.5gを2包だと勘違いした。
原因②：2歳であることに思いが至らなかった（小児薬用量として適
　　　　切かを検討しなかった）。

小児に抑肝散がどのように使われるかを知っていたら、最終鑑査時に包装を見て量のチェックができたかもしれません。

原因③：小児への抑肝散処方について知識が足りなかった。

POINT

　抑肝散の小児への使い方については、日本小児心身医学会薬事委員会作成の「不安・不眠・夜泣きを訴える子どもへの薬剤リスト」のうち、「漢方薬がのめるお子さんの処方」として以下の記載があります。

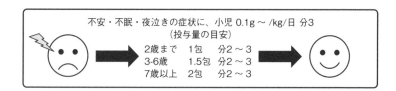

不安・不眠・夜泣きの症状に、小児 0.1g ～ /kg/日 分3
（投与量の目安）
2歳まで　　1包　　　分2～3
3-6歳　　　1.5包　　分2～3
7歳以上　　2包　　　分2～3

3 今日から始めるエラー防止対策

分包せずそのまま出してしまう「秤量間違い」を起こさないためにはどうしたらよいでしょうか。

①薬剤師以外の薬局スタッフが取り揃えを行う場合、事前教育や必要に応じた指示を行う。

→取り揃えは薬剤師の指示に基づき行うことが原則です。間違いやすい場合には、薬剤師が予め指示を出しましょう。このケースでは、薬剤師が計量調剤として取り扱う必要がありましたね。

②常に患者さんの年齢に気を配る。

→まず患者さんをイメージしましょう。処方箋の生年月日が和暦の場合、昭和・平成・令和という流れの中で、すぐに年齢を計算できないかもしれません。年齢早見表や薬歴の年齢表示などで確認しましょう。

→小児の場合は、必ず小児薬用量を確認します。小児薬用量に問題がなければ、薬剤師の「問題なし」という判断を薬歴に記載しておきましょう。

購入量を間違えたことに気付かなかった！

ここで紹介するのは、秤量間違いをしたわけではないのに結果的に秤量間違いとなってしまった不思議な事例です。ほんのちょっとした情報共有の機会を持たなかったため、途中から情報の内容が変わっていたことに誰も気付きませんでした。

 **1　事例紹介　【最初の計算間違いが秤量間違いに
つながった！】**

45歳の女性患者さんです。メニエール病で耳鼻科を受診しています。いつもは耳鼻科に近い薬局で薬をもらっているのですが、今回はこちらに来てくださいました。処方内容は下記の通りです。お薬手帳によると、イソバイド®シロップは症状に合わせて出たり出なかったりしているようです。

Rp. メコバラミン錠500μg	3錠	分3	毎食後	14日分
ベタヒスチンメシル酸塩錠6mg	3錠	分3	毎食後	14日分
アデノシン三リン酸二ナトリウム水和物錠60mg				
	3錠	分3	毎食後	14日分
イソバイド®シロップ70%	90ml	分3	毎食後	14日分

薬局にはイソバイド®シロップの在庫がなく、患者さんはお待ち下さるということでしたので近くの薬局で分けてもらうことにしました。薬剤師が処方箋を見て量を計算し、小分け販売用の帳票に薬品名と量を記

入しました。事務スタッフが帳票を見ながら先方の薬局に電話を入れ、すぐに分けてもらいに行きました。

　数分後にはイソバイド®シロップが届き、他の薬と一緒に患者さんにお渡しすることができました。シロップは30mlの分包品ではなく、500mlの製品ボトル2本と300mlの投薬瓶に入れたものをお渡ししました（そのような形で先方の薬局から小分けしてもらっています）。患者さんにイソバイド®シロップが飲みにくくないかを確認したところ、「苦くて少し飲みにくいが飲むと良くなる感じがするので何とか飲んでいる」とのことでした。シロップそのものを冷蔵庫に入れて冷やして飲むか、オレンジジュースやリンゴジュースなど甘酸っぱいもので割って飲む方法をアドバイスしました。

　患者さんは2週間後に再び来局してくださいました。イソバイド®シロップを卸から購入し、在庫していましたのですぐに調剤することができました。服薬指導時に患者さんから「自分の間違いかもしれないが2回分ほど足りなかったような気がする」とのことでした。「ちょっと伝えただけなので別に何もしなくていいです」とも仰ってくださり、今回の薬を受け取ってお帰りになられました。

▎2　エラーの原因を探してみよう！

　患者さんは「何もしなくていいです」と仰ってくださったのですが、そう言う訳にはいかず前回の処方箋、調剤録、薬歴などを確認しましたが特に問題はありませんでした。最後に、前回イソバイド®シロップを小分けしてもらっていたのでそのときの帳票の写しを確認したところ、事務スタッフが書き入れた購入代金が1260ml分ではなく1200mlだということがわかりました。薬剤師が書いた1260mlという数字が読みにくく、1200mlと思って先方の薬局に連絡し購入していたことがわかりました。

原因①：読みにくい数字で正しく情報が伝わらなかった。

原因②：口頭で情報共有をしなかった。

原因③：読みにくかったが自己判断し、確認しなかった。

当時、鑑査者はイソバイド®シロップ以外はすべて鑑査を終え、シロップが届いたので鑑査を再開しました。患者さんはお待ちになっているし、計算した量を購入しているので当然その量があると思っていましたから、そのままざっと見て鑑査を終了しました。500mlの製品ボトル2本は開封していないので合計1000mlあります。残り200mlは300mlの投薬瓶に入っていましたが、300mlの投薬瓶であったこと（期待通り）、だいたい思った通りの量が入っていたこと（期待通り）から60ml不足しているとは夢にも思いませんでした。

原因④：秤量鑑査をしなかった（投薬瓶の目盛りをきちんと確認しなかった）。

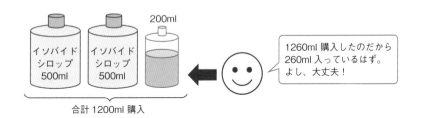

合計1200ml購入

1260ml購入したのだから260ml入っているはず。よし、大丈夫！

3　今日から始めるエラー防止策

購入量の間違いによる「秤量間違い」を起こさないためにはどうしたらよいでしょう。

①購入する薬の名称、規格、量をダブルチェックする。

→最初の一歩で間違えたら影響が大きいです。可能なら他の薬剤師に確認してもらいましょう。買いに行った先では、先方のスタッフと自分とでダブルチェックしてください。

②口頭と帳票にて情報共有を行う。

→電話をかける人、買いに行く人には、どちらかだけでなく帳票と口頭の両方で情報共有しましょう。

③購入後も手順通りに鑑査を行う。

→「正しいはず」でも自分で確認して正しいことを判断します。「正しいはず」は、手順を省く理由にはなりません。

④購入履歴を管理しておく。

→後から状況を確認することができるので、間違いを探す一助となります。

簡単？ なのに間違えてしまう！

この事例は、28日分の処方日数を14日分と間違えて調剤したという初歩的な数量間違いです。何を隠そう私が少し前に起こしたエラー事例です。数量間違いは、患者さんに渡す数が多ければ間違って多く飲んでしまうかもしれませんし、少なければ次回受診日まで薬を飲めない日が生じてしまうかもしれません。

 1 事例紹介 【28日分なのに14日分しか渡さなかった！】

患者さんは初めて薬局に来られた40代の女性でした。貧血の治療として今回から薬を飲み始めます。

処方箋は先発品で記載されていましたので、後発品のご希望の有無を確認しました。今回は先発品を希望されたのでフェロミア®錠にて調剤しました。このとき、私はいわゆる1人薬剤師の状態でした（もう1名の薬剤師は昼休憩中）。

調剤自体は簡単です。近くにあるレディースクリニックからよく出る処方でもありました。初回お伺い票の内容をチェックしましたが、これらの薬を服用するのに問題はなく、ただ必要数量（各56錠）を数えればよかったのです。

> Rp. フェロミア®錠50mg　2錠　1日2回朝夕食後　28日分
> 　　ガスロンN®錠　2mg　2錠　1日2回朝夕食後　28日分

1週間後に患者さんから薬局に電話がかかってきました。患者さんは

「こちらの飲み間違いかもしれないけれど、言われた通りに飲むと足りなくなってしまうんです。どうしたらよいでしょうか」と仰いました。お手元にある錠数を確認するとそれぞれ14錠とのこと。どう考えても、半分しかお渡ししていません（14錠しかお手元にないのですから）。当日の処方箋を改めて確認したとき、自分の中で声が聞こえました。「あ、私、14日分と勘違いしている」

　患者さんへは28日分のところ14日分しかお渡ししていなかったことをお詫びし、各薬剤14日分にあたる28錠ずつをお送りしました。お電話をいただかなければそのまま終わってしまい、患者さんは次回受診日までの14日間は薬ナシとなってしまうところでした。

2　エラーの原因を探してみよう！

　近くのレディースクリニックからは、貧血の患者さんに事例紹介の方と同じ内容の処方箋が良く出ます。

　そして、まず間違いなく14日分の処方です。言い訳に過ぎないのですが、フェロミア、ガスロンという文字を見た途端に頭の中で28錠のイメージが浮かんでしまいました。28日分という処方日数がいい具合に28錠という数字として頭の中のイメージを強化してしまったことも考えられます。あ、いつものね、という慢心があったことも否めません。

原因①：この処方内容は14日分という思い込みがあった。
原因②：慣れから来る慢心が処方箋を注意深く見ることを阻んだ。

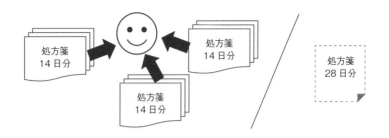

　調剤したのはちょうど昼の時間帯で、主たる処方元医療機関は既に昼休みに入り、患者さんは殆ど来局されません。

　そのため、薬剤師2名のうち1名は昼休みを取り、もう1名は調剤室で業務をするというのが普段のスタイルです。よほど混み合っていたり、難しい処方箋やイレギュラーな対応があるという状況でなければ1人薬剤師で対応します。私は、いつもの簡単な調剤であったため、処方箋監査、調剤、最終鑑査、服薬指導と立て続けに行い、一つひとつのプロセスを丁寧に行っていませんでした。油断していたのでしょう。

　服薬指導時は、初回お伺い票の回答の確認や薬の副作用の説明をメインに行い、患者さんに薬を見せて説明しましたが、数の確認はしていませんでした。

> 原因③：シンプルな調剤であったため、油断していた。流れ作業に
> 　　　　なっていた。
> 原因④：服薬指導時、患者さんと錠数の確認をしていなかった。

3　今日から始めるエラー防止対策

　瞬間的な思い込みの「数量間違い」を起こさないためにはどうしたらよいでしょうか。

①**計算のプロセスを意識する（何となく計算するのではなく）。**

→1日2錠で28日分、つまり2×28＝56、だから56錠。

②**多少複雑な計算は、電卓や計算用紙を準備する。**

（例）○○錠10mg 2錠 分2朝夕食後 90日分/14錠シートで調剤

→1日2錠で90日分、2×90＝180、14錠シートだから180÷14＝12 余り12、14錠シート12枚とバラ12個分を取ります（数字を目で見ることで確認しやすくなりますね）。

→逆算して確かめるのも効果的。14×12＝168、168＋12＝180（投与総量180錠でOK）

③**服薬指導時、患者さんに数量を伝える。**

→「今日はフェロミア®錠50mgという貧血のお薬が出ています。こちらですね。1日2回朝食後に1錠、夕食後に1錠飲んでください。28日分なので56錠あります」「（心の声）あれっ！ 28錠しかない！」

④**何かあったらすぐに連絡してもらうよう患者さんに伝える。**

→何でも気軽に薬局に相談してもらうよう伝えましょう。「聞いてみようかな」と思ってもらえる薬剤師になりたいですね！

連包の薬を数え間違えた！

この事例は、連包（分包品がいくつか繋がっている状態）の数を勘違いして調剤した、というものです。製薬会社さんは、自社製品を現場で使いやすいように工夫して販売しています。例えば1日3回飲む分包品を3連包にしたり……。しかし、工夫に合わない処方が出た場合、数えるときに注意が必要です。

1　事例紹介　【7連と4連を勘違いした！】

　82歳の女性患者さんです。ご本人が処方箋とお薬手帳を持って来てくださいました。便秘のため定時薬として酸化マグネシウムを飲んでいますが、頓用で下記処方が追加になりました。

> Rp. アローゼン® 顆粒　便秘時　1回0.5g　30回分

　この日はもともと薬剤師が1名休みを取っていたのですが、急にもう1名が体調不良で欠勤となりました。そこで同じ会社の他の薬局から急きょ薬剤師1名が応援に来ました。応援に来るような薬剤師ですから、新人ではなく中堅のキャリアです。

　この応援薬剤師がいつも働いている薬局では、アローゼン® 顆粒0.5gの分包品は、7連のものでした（つまりweekly sheetですね）。ところが応援に入った先の薬局で採用しているアローゼン® 顆粒は4連のもの。ここが落とし穴でした。今回の処方では30包分必要ですから、4連であれば7枚と残り2包、7連であれば4枚と残り2包です。応援薬剤師の頭の中はすっかり7連ですから、4連を手に持ちながら7連の気分で4枚と

2包調剤しました。実際は4連ですから、4連×4枚＋2包＝18包を調剤し、30包お渡しすべきところを18包のお渡しとなりました。

　鑑査者が別の薬剤師だったらこの間違いを発見できたかもしれません。あいにく、1名が昼休憩に入り、薬局がすいていたこともあり1人薬剤師として調剤していました。そのため調剤者と鑑査者、また投薬者が同一薬剤師となっていました。気持ちを切り替えるために一旦すべての物を患者さんの調剤用トレイに納め、一息ついてから鑑査を行いましたが、アローゼン® 顆粒はついさっき数えたばかり。きちんと数えたという思い込みから鑑査をスルーしてしまいました。

　投薬時、患者さんに薬を見せながら説明しましたが、包数の確認まではしませんでした。患者さんが帰宅後、薬の不足がわかり薬局にお電話をくださいました。翌日アローゼン® 顆粒12包を薬局まで取りに来てくださいました。

▶ 2　エラーの原因を探してみよう！

　応援薬剤師がいつも働いている薬局でこの事例の処方箋を調剤したなら、エラーは起きなかったことでしょう。応援薬剤師の持つアローゼン® 顆粒のイメージは7連、実際の薬も7連ですから。でも、応援先ではイメージは7連、実際の薬は4連でした。分包品は4連と7連があるだけでなく、内容量が異なる2種類(0.5g、1g)があります。自分の薬局には、1種類の在庫しかなくてもこのようなことを知っているとエラーを防ぐ助けになるでしょう。

原因①：4連と7連があるということを知らなかった。
原因②：7連だという思い込みのまま調剤してしまった。

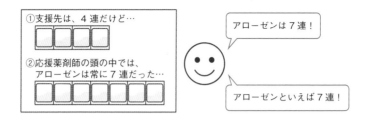

　1人薬剤師であったことから最終鑑査は、気持ちを切り替えるために一息ついてから行いました。流れ作業にならないため、一旦すべてのものを調剤用トレイに納め、その状態から最終鑑査を開始しました。これは望ましい対応だと思います。ただ残念だったのは、ついさっき自分で数えたばかり、という経験が逆効果となってしまったことです。1包のg数（1gか0.5gか）はしっかり確認したのですが、数量は合っているものと思い込み、全体を見ただけで終わりにしてしまいました。

原因③：気持ちを切り替えたが、再度数えるということをしなかった。

3　今日から始めるエラー防止対策

分包品の「数量間違い」を起こさないためにはどうしたらよいでしょう。

①薬をよく見る。

→分包品は1包だけ、2連、3連、4連、7連などがあります。さらに内容量が異なるものもあります。

→3連7枚を透明のフィルムで一括りにしている製品があります。2連10枚で一括り、3連10枚で一括り、1包単位の分包品を7包で一括りになっているものなどもあります。

②連包から切り離したときは、半端な数になったものを入れる場所を
用意しておく。

→正規の連包数でないものも混ざって保管していると、1包不足して
いたなどの間違いが起こりやすくなります。保管場所の一部に箱を
入れ、1包でも外した場合はそこに入れましょう。

→一括りのフィルムから1枚でも抜いた場合は、必ずフィルムを外し
ましょう。もともとの量が揃っていないことを明確にするためです。

③手順を省かない。最終鑑査では、必ず数の確認をすること。

→最終鑑査の手順として、数の確認を行うことになっているはずで
す。さっき自分でやったからと言って手順を省くことなく、必ず再
度確認してください。

→フィルムで一括りになっていても、すべての枚数を確認し、抜けて
いないことを確かめましょう。

③ 分2に引きずられた！

この事例は、1日量3錠を朝夕2回に分けて服用することから、1日量を2錠だと勘違いした、というものです。昨今、調剤支援機器が発展し、別物調剤は大きく減ってきたような気がします。しかし、数量間違いはまだまだ多い様子。ここでは血糖値の管理が大切な糖尿病薬で起きた事例を見ていきます。

◤ 1 事例紹介 【分2に引きずられて計算を間違えた！】

52歳の男性患者さんです。普段から薬局を利用してくださっており、今回も「いつもの薬」を受け取りに来られました。近隣のクリニック（循環器、糖尿病）を5週間ごとに受診しています。ダイエットや運動にも取り組んでいらっしゃるのですが、お仕事が大変忙しい方でなかなか成果が出ないようでした。糖尿病に関する処方は以下の通りです。

> **Rp.** メトグルコ®錠250mg　3錠　1日2回　朝夕食後　35日分

処方箋原本を見ながら薬剤師が計数調剤を行いました。メトグルコ®錠は「ハイリスク薬」であるため、他の薬とは別に保管しています。処方箋に記載されていた2種類の薬を素早く取り出した後、間髪入れず調剤支援機器を使用し、処方薬と調剤薬が合っていることを確認しました。さらに支援機器のジャーナルの医薬品名と総量にチェックを付けました。ところが、薬は合っていたのですが、総量は合っておらず105錠（3錠で35日分）取り出すところ、70錠しか取り出していませんでした。どうやら機械的な作業になっていたことが考えられます。

　最終鑑査者は、ジャーナルのチェックを見てメトグルコ®錠がトレイの中に70錠しかなかったにもかかわらず、調剤者が付けたチェックを信じてそのままOKとしました。薬を手に取らず、トレイに入れたまま目視での確認でした。調剤者も最終鑑査者も、錠数を「見て、確認したつもり」になっていました。最後の砦の服薬指導ですが、いつもの薬であることから、血糖値や副作用の確認に重点を置き、錠数の確認はしていませんでした。

　ところで、この薬局では「ハイリスク薬」について毎日計数管理を行っています。メトグルコ®錠250mgも該当するため、業務終了時の計数管理において実在庫が35錠多いことがわかりました。その日のメトグルコ®錠250mgの調剤はこの患者さんのみであったため、すぐに電話連絡を行い、数量間違いがわかりました。

▌ 2　エラーの原因を探してみよう！

　この事例では他にも処方薬があり、そちらは1日2錠、1日2回朝夕食後、35日分でした（この薬は総量70錠でよい）。これら2剤が下記のように処方箋に並べて書いてあり、調剤が簡単なだけに"ササっと手早く"調剤しました。まず上に書いてあるアロプリノール錠100mgを70錠取り出しました。次にメトグルコ®錠250mgを取り出したのですが、2剤とも同じ服用方法なので、1日2回の「2」に注意が向き、メトグルコ®錠250mgも【2×35＝70】と勘違いしてしまったようです。

Rp.	アロプリノール錠100mg	2錠	1日2回	朝夕食後	35日分
	メトグルコ®錠250mg	3錠	1日2回	朝夕食後	35日分

　調剤者は、鑑査者へ回す前に自己鑑査を行います。最終鑑査者がもう1度確認するからといって自己鑑査をしなくてもよいでしょうか。そん

なことはありません。調剤者は自分が取り出した薬の医薬品名と数量を確認してから鑑査者に回し、最終鑑査者は再確認するのです。調剤支援機器を使う場合は、機器の特性を理解し、最終的には薬剤師が確認して適切かどうかを判断することが大切です。

> 原因①：調剤者は、自己鑑査をしなかった。
> 原因②：ジャーナルにチェックを付けたが、見たつもりになっていて
> 　　　　見ていなかった（流れ作業）。

　最終鑑査者は、調剤者が付けたジャーナルのチェックを信じて自分では薬を手に取って確認しませんでした。続けて行った服薬指導では、3錠／分2という飲み方について患者さんはおわかりになっているとは思いますが、服用間違いがないよう丁寧に服薬状況の聞き取りや指導を行う必要がありました。割り切れない錠数の飲み方なので、薬歴にも注意書きをしておくなど工夫があったら良かったですね。
　実は、この処方箋には意外な落とし穴がありました。メトグルコ®錠250mgは朝夕不均等処方であり、今回の処方箋に指示が書かれていなかったので、本来は疑義照会の対象だったのです（前回は記載あり）。

> 原因③：薬を手に取って確認しなかった。
> 原因④：不均等処方であることが薬歴上ですぐにわからなかった。

3　今日から始めるエラー防止対策

　他の情報に引きずられた「数量間違い」を起こさないためにはどうしたらよいでしょう。

①処方箋を読み、調剤計画を練る。流れ作業にならない。

→『処方箋を手にしたらすぐ調剤』ではなく、先ずは処方箋全体を見
　ます。そんな時間はもったいないと思わないでください。ポイント
　を押さえたエラーの少ない調剤を行うことができます。

②手順を省かない。目視だけで終わらせない。

→薬を手に取って数を確認します。輪ゴムで束ねた状態が確認しにく
　いようであれば輪ゴムを外しましょう。

③わかっているから大丈夫と思わない。

→いつもの薬でも、正しく飲めているかどうかはわかりません。薬袋
　を見せ、薬を見せ、服用方法を確認しましょう。

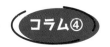

何を見て調剤していますか？

　処方箋を見て調剤するのは当たり前のことですが、当たり前のことを当たり前に行うというのは案外難しいもの。患者さんをお待たせしないようにと処方箋を持たずに調剤してしまうことがあります。暗記しての取り揃えはエラーへの近道。そんな事例を紹介します。

1　事例紹介　【別物調剤と覗き見調剤】

1) 別物調剤とは？

　ここでいう「別物調剤」とは、処方箋以外のモノを見て調剤するというアウトローともいえる調剤です。処方箋以外のモノとは、どんなものがあるでしょう。例えば、薬歴、お薬手帳、薬情、自分または誰かが書いたメモ用紙などが考えられます。

> ＊1枚の処方箋を2人で調剤していた。
> ・1人は、軟膏以外の処方薬が多かったため、軟膏（混合）の処方をメモ用紙に書き写し、計量調剤を行った。
> ・もう1人は、処方箋を見ながら軟膏以外の計数調剤を行った。
> ＊多くの患者さんに来ていただき、入力待ちの状態だった。
> ・Do処方とのことで前回分のお薬手帳を見て調剤した。

2) 覗き見調剤とは？

　「暗記調剤」とも言えるでしょう。若いときは5つ位まとめて覚えて間違いなく取り揃えることができました。しかし歳をとってくるにつれ覚

えられる数が減ってきて、調剤棚の前でどちらの規格だったか忘れてしまい、もう一度見に行ったりすることが増え……。エラーへの道まっしぐらを反省して暗記調剤をやめました。

> ＊レセコン画面やレセコン入力中の処方箋を見て覚える。
> • いくつか覚えて調剤室に戻り、ササっと取り揃えて調剤用トレイに入れる。以上終了。
> ＊粉薬の計量調剤を行っている脇で、処方箋を覗き見て覚える。
> • 計数調剤分を暗記して、ササっと取り揃えて調剤用トレイに入れる。以上終了。

さて、今回ご紹介する事例は1か月に1回定期的に来局してくださる顔なじみの患者さんの出来事です。最近では多くの患者さんが後発品を希望なさる中、この方はいつも先発品のご希望です。「○○さんだから先発品ね」とスタッフに記憶されるほどでした。処方薬が一つだけだったこともあり、電子薬歴で患者さんを呼び出し、前回の処方画面を見て薬を取り揃えました。状況によっては前回の薬歴すら見ずに、患者さんの顔だけ見てデパケン®R錠を調剤していたかもしれません。

Rp. バルプロ酸ナトリウム徐放錠200mg　1日4錠　夕食後　30日分

今回もお顔を拝見し、先発品で薬を準備していましたが、処方箋受付時に今回から後発品をご希望とのことで、処方箋には「後発品希望」の付箋が貼られていました。調剤者は前回の薬歴を見て調剤したためデパケン®R錠200mgをトレイに入れましたが、鑑査者は処方箋に貼ってある付箋を確認していましたので、調剤者に後発品のバルプロ酸ナトリウムSR錠200mgに取り換えるよう伝えました。患者さんにはご希望通り後発品をお渡しすることができました。

2 エラーの原因を探してみよう！

　多くの方が後発品を希望される中、先発品を希望されるこの方は間違えてはいけない少し特別な存在としてスタッフに記憶されていました。一度強固に記憶された事柄は、状況が変わってもなかなか上書きされません。

> 原因①：記憶に頼って状況を確認しなかった。
> 原因②：付箋は貼付したが、ひと声かけることをしなかった。
> 原因③：処方箋を見ず、薬歴を見て調剤した。
> 原因④：調剤者は計数調剤後、処方箋を見て確認しなかった。

　なぜ別物調剤や覗き見調剤をするのでしょう。一番大きな原因は、「待ち時間」ではないでしょうか。お待ちになっている患者さんに少しでも早く帰宅しゆっくりしていただきたい。たくさんの患者さんが待っている状態は私たちにとってストレスにもなります。下記のような状況があればなおさらのこと。「待ち時間」を少しでも短くしたいという気持ちが、処方箋を待たずに調剤するという行為につながったのではないかと思います。

> 原因⑤：待ち時間に対し過度に神経質になっていた。
> 　　　　（処方元医療機関による圧力、患者さんのクレーム、スタッフ数の不足など）

3 今日から始めるエラー防止策

　別物調剤、覗き見調剤をしないように、しなくていいようにするためにはどうしたらよいでしょう。

①ルールを決める（必ずする行為、してはいけない行為を明確にする）

（例）•調剤は、必ず処方箋（コピー、スキャン、FAXは可）を見て
　　　行う。薬歴、お薬手帳などで調剤しない。

②業務の効率化を図る（ソフト面、ハード面）

（例）•知識や技能の向上

　　　•声かけによる業務のコントロール

　　　•機械化（水剤分注機、軟膏混合機、錠剤粉砕機、電子薬歴、
　　　錠剤分包機などの活用）

　　　•十分な面積の鑑査台や調剤台、十分な数の道具類など

4　ウィークリーシートで混乱した！

ウィークリーシートは便利ですが、ウィークが少しイレギュラーになった途端に混乱しやすいものでもあります。この事例は、1日1回1錠91日分（つまり13週間分）という普段は調剤しないような処方日数であったために頭の中が混乱し数え間違いをしてしまった、というものです。

1　事例紹介　【ウィークリーシートを数え間違えた！】

　75歳の男性患者さんです。近隣の循環器クリニックから定時薬として下記処方が出ました。いつも昼前に受診し薬局で処方箋を出した後、近くのショッピングモールでお昼ご飯を食べてから薬局に戻って来られます。今回も処方箋を出した後、一旦外出されました。普段は6週間処方なのですが、新型コロナウイルス感染防止のため受診間隔を延長し、ご本人の都合もあって今回は91日分（13週間分）の処方となりました。

Rp.	リバロ錠1mg	1錠	分1	朝食後	91日分
	ビソプロロールフマル酸塩錠2.5mg	1錠	分1	朝食後	91日分
	アムロジピン錠2.5mg	1錠	分1	朝食後	91日分

　後から薬を取りに来られる場合、必ずしも順番通りではなく、様子を見ながら調剤、鑑査を行います。このときは待合室でお待ちになっている患者さんを優先して調剤、また鑑査を行っていました。そのため当該患者さんについては調剤したものの、調剤用トレイを鑑査待ちのところに置かず、脇に避けて置いておきました。1時間ほどして取りに来られた

とき、調剤は終わっていましたが、鑑査がまだ終わっていない状態でした。そのため、お戻りになってから慌てて鑑査したという経緯があります。

リバロ錠1mgの後発品とビソプロロールフマル酸塩錠2.5mgは10錠シート、アムロジピン錠2.5mgは14錠シートを採用していました。調剤者、鑑査者とも、14錠シートのアムロジピン錠2.5mgの数量を間違えて、本来6シート＋半シート（14錠×6シート＋7錠＝91錠）のところ、8シート＋半シート（14錠×8シート＋7錠＝119錠）でお渡ししてしまいました。シート2枚分が多かったのです。

▨ 2　エラーの原因を探してみよう！

調剤用トレイを脇に避けてしまったため「1時間程度で戻る方だからタイミングを見て鑑査をする」ことを誰もが失念していました。加えて薬局でも順番にお昼休憩を取っていましたので、脇に避けて置いておいた薬に対して情報共有されることもありませんでした。患者さんのお顔を拝見してから「どうしたっけ？」となり、「まだ鑑査していなかった！」ということに気付いたのです。

> 原因①：失念していた。結果、誰も鑑査待ちの中に入れなかった。
> 原因②：情報共有されなかった。
> 原因③：急いで慌てて鑑査をした。

とはいえ、日常業務の中では実際、慌てて鑑査をすることもあるでしょう。慌てて鑑査をすることで手順を飛ばしたり、計算ミスをしたり、頭が混乱したりでエラーは起きやすくなります。しかし、慌てて鑑査したからといって必ずしもエラーが起きる訳ではありません。鑑査での見落としは問題ですが、調剤の時点ですでに数量間違いがあったことを考えなければなりません。

原因④：14錠シートで91日処方に混乱した。

（1シートで2週間分、91日は13週間分、という思いにならなかった。）

3　今日から始めるエラー防止策

ウィークリーシートによる「数量間違い」を起こさないためにはどうしたらよいでしょう。

①ウィークリーシートをやめる。

→10錠シートにすればやや嵩張りますが、数えやすくなります。

②（わかりにくかったら）ウィークリーシートで数えず、電卓で計算する。

→全量の理論値を電卓で計算し、14で割って必要な枚数と半端な個数を割り出します。

　例）理論値91錠 ÷ 14錠シート = 6.5（6シートと半シート）

　例）理論値90錠 ÷ 14錠シート = 6.42857142……（6シートということはわかる）

　　14錠 × 6シート = 84錠→90錠 − 84錠 = 6錠→6シートと6錠

③鑑査支援システムを利用して調剤薬の数量を確認する。

→鑑査支援システムの表示画面に全量が表示されたり、ジャーナルに全量が印字されたりするので、それと実際の数を照合します。

④逆算（検算）する。

→ここに（8シートと7錠）ある。8シート×14錠＝112錠で、8シートだけでも多すぎる！ ことがわかります。

POINT

後で取りに来られる患者さんの調剤・鑑査について、ルールを決めておくとよいでしょう。

例）

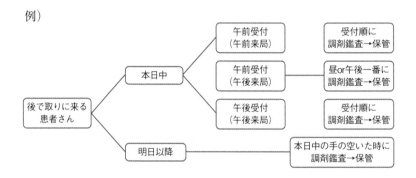

1包だけ1錠足りなかった！

自動錠剤分包機を用いた一包化調剤は、工場のようにオートメーション化されているようにも感じます。オペレーターが入力したデータにより、機械が自動的に必要な薬を探し出し、必要な量を取り出して、一回に飲む分を一袋ずつパックしていく……。多剤併用の日本ならではの光景かもしれません。

 1　事例紹介　【3錠を一包化したら2錠しか入っていなかった！】

> **Rp.** 2種類の薬剤とともに
> 　　アリセプト® 錠5mg　1錠　分1朝食後　14日分　一包化調剤

　自動錠剤分包機を用いて一包化調剤を行いました。アリセプト® 錠5mgは手撒きで、他の2種類は自動錠剤分包機のカセットの中に入っています。調剤を行うのに難しいこともない（どちらかと言えば易しい）処方内容でした。ですからさっと入力・手撒きをし、さっと機械を動かして鑑査し、患者Aさんのご家族にお渡ししました。

　その後、同じ分包機を使って調剤した患者Bさんの一包化薬を鑑査しているとき、一つの袋にアリセプト® 錠5mgが1錠紛れ込んでいるのを発見しました。当日の一包化調剤でアリセプト® 錠5mgを使用したのは先の患者Aさんのみであったので、ご家族へ連絡して中身を確認してもらいました。朝の薬14包分のうち、1包分だけアリセプト® 錠5mgが入っていないことがわかりました。

自動錠剤分包機は、朝の日常点検では問題なく、最近調子が悪いということもありませんでした。

患者BさんとAさんとの間には、数名の患者さんの調剤薬を同じ分包機を使って一包化していました。恐らく迷子になったその1錠は分包機のどこかに引っかかっていて、何人かの患者さんのときにはがんばって耐えていたけれども、Bさんの調剤時には耐えきれず落っこちてきたのでしょう。

■ 2　自動錠剤分包機は、間違えない？

自動錠剤分包機による一包化で調剤エラーを起こさないためには、いくつかの要件があります。どこか1つが欠けてもエラーが発生してしまいます。

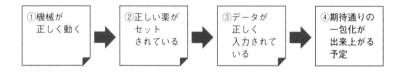

①機械が
　正しく動く
→
②正しい薬が
　セット
　されている
→
③データが
　正しく
　入力されて
　いる
→
④期待通りの
　一包化が
　出来上がる
　予定

①毎朝、調剤を始める前に調剤機器の日常点検を行いますね。機械が正しく動くことは大前提です。晴れたら調子よく動くけれど、雨が降ったらさっぱりうまく動かない、というわけにはいきません。調子の悪い機械をだましだまし使うのは危険です。

②a カセットには正しい薬が充填されていなければなりません。どんなに機械が正しく動いても、間違った薬が充填されていれば、間違った一包化薬が出来上がります。充填時は十分なチェック体制（コード読み取り、ダブルチェック等）で臨む必要があります。

②b 手撒きの場合、撒き終わったら「落とす前に」調剤薬の種類と数を確認することが必要です。

③処方箋の内容を正しくデータ入力することで期待通りの一包化薬が出来上がります。機械は素直ですから、指示したとおりに薬を選びま

す。入力ミスをしないための対策が必要です。

④①〜③のプロセスを一生懸命取り組みます。これでもうミスがまったくゼロかというと、残念ですがゼロにはならない場合があります。予期していないことが起こるのです。あくまで「期待通りの一包化が出来上がる予定」であって、期待通りの調剤は薬剤師がチェックすることで成し遂げられます。

3 今日から始めるエラー防止対策

分包機内で起きた「分包間違い」をエラーにしないためにはどうしたらよいでしょう。上記2でもエラー防止対策に触れていますので、それ以外の注意事項を挙げてみます。

①機械の使い方をマスターしておく。

→機械を正しく扱うだけでなく、丁寧に扱い、点検や掃除を怠らないことも大切です。

②機械も間違える、上手く作動しないときもあるという認識を持つ。

→そのため最終チェックは《薬剤師の目》なのです！

③一包化薬の鑑査は、錠数を数えるだけでなく、分包されている個々の薬を確認する。

→数が合っていても、隣同士で交換していることもあります。薬の種類も必ず確認します。手撒きの場合は、空の包装を取っておくと最終鑑査をするときの助けになりますね。

POINT

薬生総発0402第1号（平成31年4月2日）厚生労働省 医薬・生

活衛生局総務課長通知「調剤業務のあり方について」によると、「幾つかの条件を満たした場合に、薬剤師以外の者が実施することは差し支えないこと」として一包化に関し以下の記載があります。

> 2　具体的には、調剤に最終的な責任を有する薬剤師の指示に基づき、当該薬剤師の目が届く場所で（略）当該薬剤師以外の者が薬剤師による監査の前に行う一包化した薬剤の数量の確認行為については、上記1に該当するものであること（＝差し支えないこと）。

注意

　薬剤師以外のスタッフにより数量の確認をしていたとしても、調剤した薬剤の最終的な確認は、指示をした薬剤師が自ら行わなければなりません。

2 自動錠剤分包機の特性を知ろう！

機械の間違いなのか、それとも自分の間違いなのか。今回の2事例は、自動錠剤分包機を使用して一包化したところ、事例①は、「ある一包は1錠抜けている、隣の一包は合計に1錠入っている」、事例②は、「1錠どうしても見当たらない」というものです。事例をもとに、自動錠剤分包機との付き合い方を考えます。

◤ 1 事例紹介① 【1錠が隣にお引越し！】

76歳の女性患者さんです。認知症の疑いがあり、飲み間違い防止のため一包化しています。Rp.①は主治医に問い合わせし、就寝前から夕食後に変更しています。分包間違いは、夕食後分で発生しました。ある1包には下記①③のみ、隣の1包には①②②③が入っていました。自動錠剤分包機を使い、ベタニス® 錠50mgだけは手撒きしています。

Rp.	①モンテルカストナトリウム錠10mg	1錠	分1夕食後	28日分
	②ベタニス® 錠50mg	1錠	分1夕食後	28日分
	③カルボシステイン錠500mg	3錠	分3毎食後	28日分

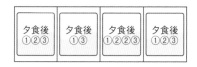

エラーの原因として、以下が考えられます。
- 手撒きする際に、間違えて隣のマス目に入れてしまった。
- 手撒きする際に、受け皿の枠にぶつかって隣のマス目に入ってし

まった。

- 正しくマス目に入っていたが、分包機の作動中に何等かの原因で隣の袋に入ってしまった。

2 事例紹介② 【1錠がどうしても見つからない！】

89歳の施設に入居されている男性患者さんです。一包化した場合、朝3錠、昼2錠、夕2錠となるのですが、夕食後分で1錠だけの袋がありました。2種類の薬とも自動錠剤分包機のカセットに入っており、手撒きはありません。隣の袋や他の袋にも入っておらず、とにかく1錠どこかへ行ってしまったのでした。

Rp. ①ベタヒスチンメチル酸塩錠6mg　6錠　分3毎食後　7日分
　　②ザクラス®配合錠LD　　　　　　1錠　分1朝食後　7日分

エラーの原因として、分包機内で以下が起きた可能性があります。

- カセットから錠剤がうまく出て来なかった。
- 錠剤経路において錠剤がハネ飛んでしまった。
- 自然落下に時間がかかり、到着する前に袋がシールされてしまった。

3 こんなにたくさんの錠剤が彷徨っていた

①ある自動錠剤分包機を開けてみたら94個プラスαの薬が出てきた

薬局で一包化薬のミスが何回か続きました。手撒きがなくても1錠抜けていたり、隣に入っていたり……。そこでメーカーさんにお願いして調べてもらったところ、自動錠剤分包機の中から94個と判別不能の錠剤のかけらが6つ出てきました。

医薬品として37種類。うちカプセル剤は3種類、残りは錠剤でした。大きさ、形に特徴はなく様々でした。大きな錠剤やカプセルもあ

れば、小さな錠剤もあります。厚ぽったい薬や薄べったい薬、楕円形や真ん丸、割線のあるものやないもの、本当に色々です。酸化マグネシウム錠330mgが最もたくさん出てきましたが、使用頻度が高いためかもしれません。

②約2か月後、他の場所から46個の薬が出てきた

その後も原因不明の分包間違いがあったため、再度メーカーさんに点検をお願いしました。その際、2か月前とは異なる場所から46個の薬が新たに見つかりました。前回もそこにあったのか、新たに出現したのかわかりません。今回は25種類の錠剤等が見つかりました。イソコロナール®Rカプセル20mgが最もたくさん出てきましたが、それほど使用頻度は高くありませんでした。

◤3 今日から始めるエラー防止対策

自動錠剤分包機は、錠剤等を自然落下させる際に錠剤等が跳ねたり、ぶつかり合って壊れたりすることがあり、そのようなことを防ぐために各社が色々と工夫をしています。そこで株式会社タカゾノさんのホームページから、キーワードをピックアップしてみました（詳しくはホームページをご確認ください）。

HATC-200R：分包シールの開始タイミングを、従来の時間設定方式から、センサー検知方式に変更。錠剤到着遅れなどによる分包ミスをコントロールすることで、自然落下の余裕時間を見越して設定していた従来方式に比べ……。

ES-M130J4：錠剤経路は細心の注意を払って設計。薬剤のハネや割れを最小限にとどめる特殊な素材やパーツ形状を採用。

わかったこと

　自動錠剤分包機は、錠剤経路を自然落下で落ちてくる際に「到着遅れ」「ハネや割れ」による分包ミスが起こる可能性があるということ。

機械の特性を理解して、業務に生かしていくことが大切ですね。対策の③もお勧めします。

①錠剤経路等の掃除を行う。

②機械にもトラブルがあることを想定して、鑑査を確実に行う。

→サンプリングではなく、すべての一包化薬について鑑査を行います。数だけでなく、色、形、大きさ、コードや名称などを確認することが大切です。

③一包化を減らす。

→本当に必要な患者さん以外、慣習やサービスで一包化を行わないようにしましょう。

→日頃から不要な薬が処方されないよう服薬管理および疑義照会を行いましょう。

実務実習生の事例から学ぶ！

この事例は、ウチの娘が何とか薬学部の5年生になり、Ⅱ期の保険薬局実務実習に最後の力を振り絞っていたときのものです。実習中に起こした幾つもの調剤エラーの中から、先輩薬剤師もスルーしてしまった分包間違いの事例をあえて紹介します。

1　事例紹介　【PTPのシートに1錠残っていた！】

実習生も実習開始から2～3週間も経つと、要所でチェックを受けながら自動錠剤分包機を一人で操作させてもらえます。

ある日のことです。カセットに入っていない薬は手撒きをしますので、娘はPTPシートから錠剤を出しては手撒き用のマスの中に入れていました。すべてマスに入れ終わった後、先輩薬剤師さんにマスの中の薬をチェックしてもらいました。実は1錠足りないマスがあったのですが、白い錠剤が多く、たくさんの錠剤が入っていたため先輩薬剤師さんの目もすり抜けてしまいました。

発見：実習先の薬局では、薬を取り出した後の空のシートを捨てずに取っておき、最終鑑査者が確認してから捨てる、という決まりがあります。娘は鑑査者が見やすいよう空のシートをトレイの中で揃えていたとき、PTPシートに1錠薬が残ったままになっているのを見つけました。

対応：自分ではどうやって調剤し直したらいいのかわからなかったので、慌てて鑑査者に事情を説明しました。鑑査者はシートに

残っている錠剤を確認し、あっという間に該当する（1錠足りない）一包化の袋を探し出し、その一包分だけを作り直してくれました。その姿を見た娘は「さすが本物の薬剤師さんだと感激した」と帰宅するなり語っていました。

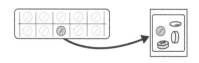

2 エラーの原因を探してみよう！

慣れない作業のため、焦っていたことが大きかったのでしょう。「後で取りに来る患者さんだから慌てずよく確認して作ってね」と先輩薬剤師は言ってくれていたと思います。それでも慣れない環境での慣れない作業は、心に余裕を持つには程遠かったようです。

> 原因①：自動錠剤分包機の操作に不慣れだった。
> 原因②：たくさんの薬を一包化しなければならず、慌ててしまった。

実習先の薬局では、手撒きをする場合、PTPシートから直接マスの中に薬を入れていました。慣れていれば手早く正確に行うことができます。しかし実習生には、まだ先輩薬剤師さんと同じように行うには早かったようです。PTPシートを押し出して直接マス目に入れると、錠剤が落ちるときにマスの壁や底に当たって跳ねてしまうことがあります。また、落ちるところが良く見えず、間違って他のマスに入っても気が付かないことがあります。破れたアルミ箔がマスに入り気付かず一包化してしまうこともあります。

今回の事例では、一包化をしてから最終鑑査者へ回すところで初めてPTPシートを確認しました。一包化する前にシートに薬が残っていな

いかを調べていたら、早期発見・早期対応を行うことができたでしょう。鑑査者が見やすいようにとの思いから、空のシートを揃えていたことは間違いを発見する機会になりました。

> 原因③：PTPシートから錠剤を直接マスに落とし入れた。
> 原因④：一包化する前にPTPシートの確認をしなかった。

■3　今日から始めるエラー防止対策

たくさんの薬の分包間違いを起こさないためにはどうしたらよいでしょう。

①手撒きをした後、自己鑑査を必ず行う。

→錠数が多くマスの中を確認しにくい場合、1回で全ての錠剤を撒かず、複数回に分けると確認しやすいです。

②PTPシートから直接マスに薬を入れない。

→一旦秤量皿などに取り出し、（できれば個数を確認してから）スパーテルで移動させるように入れていくとやりやすいです。

③鑑査者に渡す前に、シートに錠剤が残っていないか確認する。

→空シートを確認する鑑査者は、束ごと医薬品名だけ見るのではなく、残っている薬がないかも確認しましょう。

▧ 実習生の目線

• 「薬剤師さんたちがヒート、ヒートって言っているけど、ヒートって何？」と娘から素朴な質問がありました。「ヒート」という言葉は、実

習生にはわかりにくいかもしれませんね。ヒートはheatで熱という意味。ヒートシール（heat seal）は、熱をかけて封をすることです。また、「1シート足りない」の場合のシート（sheet）は、薄い板状のものを指します。「ヒート」と「シート」は、似ているようで異なるもの。素朴な質問が、日常何気なく済ませていたことに気付かせてくれました。

- メートグラスをメートルグラスと勘違いしていることもあります。この勘違いは実習生だけでなく、現役薬剤師にもあるようです。正しくは、メートグラスですね。

実習生を見ていると、私たち現役薬剤師もたくさんのことを学ぶ機会があります。教えてもらっているのはむしろ私たちの方かもしれません。保険薬局での実習生の受け入れは、日常業務もさることながら自身を見直す良い機会になりますね。

分包数を間違えた！

この事例は、分3で分包すべき散剤を分2で分包してしまった、というものです。鑑査で間違いを見つけることができますが、作り直しをしなければならず、元々時間がかかるところへやり直しとなると焦りを感じてしまいます。焦れば焦るほど冷静さを失い、他のことまで調剤エラーを起こしやすくなります。

 1　事例紹介　【分3で飲む粉薬を分2で調剤してしまった！】

　患者さんは4歳の男児（17kg）です。鼻炎からくる中耳炎で耳鼻科を受診しました。時々発症するようで数か月経つと同じような処方が出ます。鼻症状だけのときはアモキシシリンが入っていない場合もあります。定時薬はなく、いつも2回程度の受診で終わっています。

　通常、カルボシステインは1日3回服用しますし、オロパタジンは1日2回ですが朝食後と寝る前の服用です。この患者さんの場合、通常の用法とは若干異なりますが、下記の用法が最も適した処方として出ています。

Rp. カルボシステインドライシロップ50%				
	0.6g	分2	朝夕食後	7日分
オロパタジン塩酸塩顆粒0.5%	1g	分2	朝夕食後	7日分
アモキシシリン水和物散20%	3g	分3	毎食後	7日分

　まず、調剤者は円盤型の分包機でカルボシステインとオロパタジンを合わせて14包に分包しました。次にアモキシシリンを単独で21包に分

包しました。処方箋の上から順番に調剤したところ、2種類の薬を分2で7日分（14包）という印象が強く残っていたせいか、最後のアモキシシリンも分2だと勘違いしてしまったようです。その結果、分包機のパソコンの設定を1日2回、7日間としたため14包で分包されてしまいました。調剤者は2つの分包品をそれぞれ分2なので2包ごとに折り畳み鑑査者に届けました。

　鑑査者は、散剤鑑査支援機器のジャーナルを確認し、秤量鑑査を行いました。アモキシシリンは、散剤分として21g、分包紙分として10.5g（1包＝0.5g）の合計で31.5gなければならないところ27.9gしかなく、分包誤差にしては誤差が大きいなと思いました。よく見たら14包しかなく、分3なのに分2で調剤していたことがわかりました。調剤者に伝えてすぐに21包分に撒き直してもらいました。

▶ 2　エラーの原因を探してみよう！

　アモキシシリンを分包する際、パソコンへの用法の入力は、分2、朝夕食後、7日分で行ったのですが、ではなぜ分2としてしまったのかと原因を追究しても特に浮かんでくることがありませんでした。強いて言うなら思い込み？　ではなぜ分2と思い込んでしまったのかと考えると、前の調剤が分2だったから？　エラーの中には、こんな風にはっきりとした原因がないことが結構あるのではないかと思います。そのようなときは、手順をしっかり守っていたかを確認しましょう。この事例では、調剤前に処方箋監査をしていたか、コピー処方箋などに計算値や分包数を書いていたか、処方箋を見て入力していたか、などです。

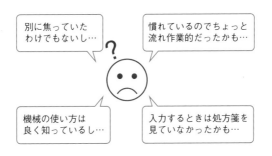

原因①：アモキシシリンの用法を入力する際、処方箋を確認しなかった。

原因②：アモキシシリン1日2回服用について気にならなかった。

（添付文書によれば1日3～4回で服用となっている。気に
留めておいてもよかったかもしれない。）

　鑑査者は、秤量鑑査で分包間違いを発見しました。もっと薬の量が多く、分包紙の重さの割合が相対的に低くなる場合は、秤量鑑査でも見落としてしまうかもしれません。秤量鑑査のために理論値を計算するとき、分包紙の重さを出すのに何包か考えるので、そのときに実物の分包数を確認しておけば分包間違いに気が付いたことでしょう。

原因③：最初に分包数を確認しなかった（錠数確認と同じこと）。

 3　今日から始めるエラー防止策

　分包数の間違いを起こさないためにはどうしたらよいでしょう。

①調剤前に分包数をコピー処方箋に書く。

→何分割するのかを書くことで「見える化」します。鑑査者も調剤の
　過程を確認することができます。

②処方箋を見ながらパソコンに入力する。

→記憶ではなく記録（処方箋）を元に行動します。

③鑑査時は、まず分包数を確認する。

→調剤者は、1日の服用回数で分包紙を折りたたむと良いでしょう。分3なら3連包で折り返し、分2なら2連包で折り返します。

→鑑査者が行う分包数の確認は、錠剤の数や外用剤の数を確認するのと同じこと。抜かすことのできない大切な鑑査項目です。

1 4分の1調剤はなぜ起きたか

この事例は、本来調剤すべき量の4分の1しか調剤しなかった、というものです。患者さんは必要十分量を飲むことができず、そのため体調不良を起こしてしまいました。過量投与は強すぎる作用による害を招きますが、過少投与は意図した効果が出ないことで順調な回復が望めないという問題を起こします。

1 事例紹介 【力価違いで4分の1になってしまった！】

65歳の男性患者さん。2医療機関（循環器科、整形外科）を定期受診しており、今回は循環器科を受診しました。患者さんには頻脈性の不整脈があり、下記の薬剤が処方されていました。

> **Rp.** ビソプロロールフマル酸塩錠2.5mg　1錠　　分1朝食後　30日分
> **Rp.** アスペノン® カプセル10　　　　　2cap　分2朝夕食後　30日分

処方はビソプロロールフマル酸塩錠2.5mgでしたが、実際には0.625mgを調剤し、患者さんにお渡ししました。患者さんは、主治医の処方した量よりかなり少ない4分の1量を服用していたことになります。1週間ほど服用したところ、やっと安定していた動悸が再び起こるようになったため、予約日の前でしたが受診なさいました。病院から薬局に電話があり確認したところ、規格を間違えて渡していたことがわかりました。

主治医の指示により、患者さんはすぐに2.5mg相当のビソプロロールフマル酸塩錠（すでに0.625mg1錠を服用されていたので、手持ちの0.625mgを3錠追加）を病院で服用しました。そのまま帰宅されました

ので、薬局ではその晩に患者さん宅を訪問し、2.5mg錠をお渡しするとともに0.625mg錠を回収しました。翌日以降、処方通り2.5mgを服用していただき、その後動悸はおさまったとのことでした。

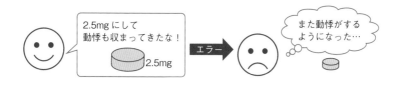

2　エラーの原因を探してみよう！

　ビソプロロールフマル酸塩錠の「2.5mg」錠を調剤しなければならないところ、なぜ「0.625mg」錠を調剤してしまったのでしょうか。この患者さんのように「頻脈」で使う場合の用量は、通常1日1回2.5mgもしくは5mgです。「虚血性心疾患又は拡張型心筋症に基づく慢性心不全」で使う場合は、初期用量として1日1回0.625mg、その後は徐々に増やしていきます。そのため、薬局では複数規格を在庫していました。疾患により用量が異なること、そしてこの患者さんが頻脈なのか心不全なのかを把握した上で調剤することは、エラーを防ぐことにつながるでしょう。

> 原因①：規格が3種類（0.625mg、2.5mg、5mg）もあった。
> 原因②：0.625mg錠は慢性心不全の投与初期のみに使うことを知らなかった。
> 原因③：患者さんが頻脈か慢性心不全か把握していなかった。

　0.625mg錠は滅多に処方されないため、錠剤棚の引き出しに入っていました。引き出しの中には後発品の小箱がぎっしり詰まっていて、やっとビソプロロールフマル酸塩錠を見つけ出し、規格を確認する前に「これだ！」と確信してしまったようです。調剤者が錠剤鑑査支援システム

で薬をチェックするという決まりがありましたが、この時間帯にシステム障害が起きていたため使うことができませんでした。支援システムが正常に作動していたら取り間違いに気付くことができました。

> 原因④：保管場所の認識が曖昧だった（2.5mgと5mgは錠剤棚、0.625mg
>   は引き出し）。
> 原因⑤：引き出しからやっと見つけ出し、嬉しくなって間違いないと
>   思い込んでしまった。
> 原因⑥：錠剤鑑査支援システムが使えなかった。

　調剤者、鑑査者のどちらにも言えることですが、数字の見間違い・勘違いがありました。そして服薬指導ですが、患者さんからすれば混んでいる薬局で、薬剤師からビニール薬袋に入ったままの薬を見せられ、サラサラと説明されて、他にいろいろ聞かれて、という状況だったかもしれません。帰宅後はいつもと違う薬だなと思いつつも「安定してきたから薬が変わったんだろう」と思って0.625mg錠を服用されていた可能性は否定できません。

> 原因⑥：【2】【5】という数字、【2→5】という順番に注意が向いてし
>   まった。
> 原因⑦：患者さんに薬をよく見せていなかった。

3　今日から始めるエラー防止策

　過少投与や過量投与になってしまう「規格間違い」を起こさないためにはどうしたらよいでしょう。

①後発品の規格や剤形を絞る。

→複数の規格や剤形を在庫していれば、取り違えが起きやすくなります。

→複数規格を置く場合は、置き場所の工夫や複数規格があることを明示するなど注意喚起をします。

②限られた使い方の薬は、箱に書いておく。

→知識を持つと共に、0.625錠の箱に「慢性心不全のみ」と記載しておくと気付くきっかけとなります。

③薬を取り出すときは3点チェック（名称、剤形、規格）を行う。

→引き出し内に限らず、見つけて安心し「これだ！」と思い込むケースはいくらでもあります。3点チェックをするまでは取り出さないことです。

一般名処方の標準的な記載：【般】＋「一般的名称」＋「剤形」＋「含量」

④鑑査支援システムのトラブルを言い訳にしない。

→薬剤師が自分の目で見て、自分の責任で確認します。鑑査支援システムはあくまでもサポート役です。

LDとULDを間違えました！

この事例は、2つの規格がある配合錠の規格違いに関するものです。配合錠は2種類の成分を含んでいますが、1種類の成分のみ量が異なり、その違いを記号を用いて表現していました。先発品、後発品とも商品名には記号のみで成分量は記載されておらず、規格間違いを起こしやすい事例と言えるでしょう。

 1 事例紹介 【LDを渡すところ、ULDを渡してしまった！】

28歳の女性患者さんです。月経困難症で婦人科クリニックを受診し、下記処方が出ました。今回初めての服用です。婦人科クリニックは、薬局の主たる処方元医療機関ではありませんが、クリニックと駅の間に薬局があるため駅へ向かう患者さんや近隣にお住まいの方が時々来てくださいます。

> **Rp.** フリウェル配合錠LD 1錠 分1 朝食後 21日分

処方箋の内容を事務スタッフがレセコンに入力しました。薬局にはLDとULDのどちらの在庫もあったのですが、この方の前に来られた婦人科の患者さんがULDだったことが強く記憶に残っており、薬剤選択画面でULDを選びました。

薬局ではULDを調剤することが多く、ULDは252錠包装（21錠×12シート）、LDは63錠包装（21錠×3シート）を購入しています。調剤者も前の患者さんの記憶に引っ張られ、さらに引き出しの手前に置いてある大きめのULDの箱が先に目に入ったことから、ULDを21錠取り出し

ました。

　鑑査者は、鑑査支援機器でULDをチェックした際にエラーが出なかったために正しいものと思い込み、自分でしっかり見ることなく鑑査を通過させました。続けて行った服薬指導は、今回が初めての服用だったので服用方法の説明を丁寧に行いました。

　次の来局（Do処方）で服薬指導時に患者さんから前回と見た目が違うという訴えがあり、間違いがあったことがわかりました。処方医に連絡し、今回より処方通りのLDを飲んでもらうことになりました。

2　エラーの原因を探してみよう！

　「フリウェル配合錠LD」と「フリウェル配合錠ULD」を文字で書くと本当によく似ています。この名称は、日本ジェネリック医薬品・バイオシミラー学会により商標登録された配合剤の統一ブランド名称ということです（フリウェルのインタビューフォームより）。後発品名で処方する限り紛らわしい名称となりますね。ちなみに一般名だと下記のようになり、成分量が多少わかりやすくなります。記載されていませんが、どちらもノルエチステロンは1mg含有しています。

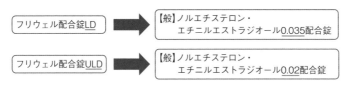

　フリウェル配合錠LD　➡　【般】ノルエチステロン・エチニルエストラジオール0.035配合錠

　フリウェル配合錠ULD　➡　【般】ノルエチステロン・エチニルエストラジオール0.02配合錠

＊LD：low dose（低用量）の略、ULD：ultra low dose（超低用量）の略

　ご存知のとおり、似ている名称は間違いやすいです。どんなに似ていたとしても間違えずに調剤しなければならないのですが、薬に限らず何でも似ているものは間違いやすい。今回の事例はさらに前の患者さんがULDだったという経験が加わって、思い込みが生じやすくなっていました。その上、引き出しを開けるとよく出るULDの箱が手前に入って

おり、LDの箱は奥にあって見えにくかったことからULDを取り出してしまいました。

> 原因①：似ている名称だった。
> 原因②：直近の経験、数多い経験に引きずられてしまった。
> 原因③：ULDを先に見つけた（ULDしか見ていなかった）。

　残念だったのは、鑑査支援機器に頼り切ってしまったことです。レセコンに入力したデータと調剤した薬を照合するという仕組みである以上、入力が間違っていれば間違った薬でも通してしまったり、合っている薬にエラーを出してしまったりすることがあります。後者はエラーが出ることで入力ミスを見つけることができますが、前者は入力者と調剤者が同じ思いこみをしていた場合はミスを見つけることができません。鑑査者が自分の目でしっかり見る必要があります。

> 原因④：入力が間違っていた（思い込み）。
> 原因⑤：自分の目でよく見なかった。鑑査支援機器を信用し過ぎていた。

3　今日から始めるエラー防止策

　記号の読み間違いによる「規格間違い」を起こさないためにはどうしたらよいでしょう。

①一般名で処方箋を書いてもらう。
　→処方元医療機関にお願いできるなら、それも一つの防止策です。

②LDとULDの2規格あることを知る。記号の意味を理解する。

→敢えて隣同士に保管することで、一目で異なる規格があることをわかるようにする、という方法もあります。

→LDとULDは何が違うのか、ULDのUとはどのような意味かを理解しましょう。

③成分量を意識できる仕掛けをする。

→薬歴のメモやサマリーに「ULD＝0.02の方！」など数字を書いて「見える化」します。

→薬の箱にもマジックで数字を書く、LDやULDの文字を○で囲むなどして「見える化」します。

④薬品名に記号が含まれていたらもう1度見る。

→「記号は間違いやすい」という認識を持ち、「もう1度見る」という行為を加えることで確認の度合いが高まります。

06

規格・剤形間違い

3 ローションを出してしまった！

> この事例は、外用剤の剤形間違いに関するものです。結果的には患者さん（お母さま）が間違ってお渡ししたローションの方を好まれたのですが、間違いがあったことは事実です。取り揃えだけの外用剤は簡単に調剤できることから、かえって見落とし（剤形、規格、容量、個数など）が多くなるかもしれません。

1 事例紹介 【軟膏を渡すところ、ローションを渡してしまった！】

　2歳になったばかりの女の子。皮膚がカサカサになってしまい、痒みが強いときはぐずって機嫌が悪くなるとのこと。自分で掻いてしまってなかなか治らないのでお母さまが小児科に連れてきました。薬局は初めてのご利用です。小児科からは下記処方が出ました。

> Rp. ヒルドイド® ソフト軟膏0.3%
>
> 　　　　　　　　　　　　50g　1日2回塗布　手、足、腹部

　初来局の患者さんであったため、受付では初回お伺い票のお願いをしたり保険証を確認したり、レセコンへの入力も新患登録のために少し時間がかかりました。薬局では入力するとき処方箋を見やすくするため、レセコンの画面の脇にクリップで処方箋を挟めるようにしています。ちょうど服薬指導が終わってトレイを受付に戻しに来た薬剤師がいました。挟んであった処方箋を見たところ1剤だけだったため、薬の名前を覚えて調剤室に戻り、ヒルドイド® ローション0.3%　50g1本を取り出

して鑑査台の上に乗せました。

　鑑査者は、鑑査支援機器で取り出してあったローションをチェックしましたが、エラーが出なかったことから正しい薬だと認識しました。実は、レセコン入力の際にヒルドイド® ソフト軟膏を選ばなければならなかったところ、ヒルドイド® ローションを選んでしまったためエラーが出なかったのです。今まで何回か出てきたケース（入力ミス→鑑査支援機器スルー）ですね。

　服薬指導では初回お伺い票の本日の症状を問う欄に「肌がカサカサになって痒い」と書かれており、お母さまとのお話の中でも保湿剤ということで認識は一致しており、薬袋も薬情もヒルドイド® ローションだったことから、剤形が異なっていることに気が付きませんでした。

　2回目の受診時はDo処方で、お渡しした薬はヒルドイド® ソフト軟膏です。3回目の受診時もDo処方でヒルドイド® ソフト軟膏をお渡ししようとしたところ、お母さまから最初のローションの方が使いやすいとのお話があり間違いがわかりました。処方医に間違いについて連絡するとともにローションへの変更をお願いし、ご希望どおりローションをお渡しすることになりました。

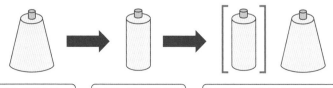

1回目：間違えて
ローションを渡した。
双方気付かず。

2回目：正しく軟膏を
渡した。お母さまは
「今回はこの薬なんだ」
と思った。

3回目：処方箋通り軟膏を渡そうと
思ったらお母さまからローションを
希望された（処方変更を依頼）。

２　エラーの原因を探してみよう！

　最初に処方箋の入力ミスがありました。受付では処方箋のお預かり、お薬手帳の確認、保険証の確認、初回お伺い票の依頼などたくさんやらなければならないことがあります。さらに初めての患者さんのためレセコン入力するには少し手間がかかります。そうこうしている間に次の患者さんが来られ、入力を中断して受付をすることもよくあります。このような集中して入力できない状況はエラーを起こす大きな要因です。調剤室でも同じようにバタバタすることがあるかもしれません。お互いに気を配り、臨機応変にカバーし合うことが大切ですね。

> 原因①：入力者がマルチタスクの状態だった。
> 原因②：入力者が薬剤選択の際にうっかりミスをしてしまった。

　ところで入力間違いがあったとしても調剤や鑑査で間違いがなければ、正しい薬をお渡しすることができます。この事例も鑑査支援機器に頼り切ってしまい、エラーが出なかったことから剤形が異なるにも拘らず正しいものだと思い込みました。服薬指導では、処方箋を見ることなく薬袋と薬情しか見ていなかったためエラーに気付く機会を失ってしまいました。

> 原因③：エラーが出なければ合っていると思い込んでいた。
> 原因④：処方箋の剤形の確認が疎かだった。
> 原因⑤：処方箋を見ずに薬袋・薬情だけで服薬指導を行っていた。

3 今日から始めるエラー防止策

外用剤の「剤形間違い」を起こさないためにはどうしたらよいでしょう。

①入力間違いがないか確認する。

→入力者は「登録」を押す前に自己鑑査をします。調剤者や鑑査者は、調剤録や電子薬歴の処方画面でチェックすることもできます。

②暗記調剤をしない。

→調剤は必ず処方箋もしくは処方箋をコピーやスキャンしたもので行います。

③調剤者は、鑑査者へ渡す前に自己鑑査を行う。

→ひと手間増えるように感じるかもしれませんが、手順の一つであり余計な手間ではありません。

④鑑査者は、〈処方箋〉と照合する。

→処方箋と薬、処方箋と薬袋、処方箋と何かを照合することで剤形間違いや入力ミスを見つけることができます。

⑤患者さんに剤形も説明する。

→「今日はチューブのクリーム状のお薬が出ています」「今日は液体の塗り薬が出ています」

違いをしっかり認識しよう（1）

> この事例は、似ている名称の薬を同じものだと思って調剤したために薬を取り違えてしまった、というものです。似ている名称の薬の場合は特に、どこがどう違うのかをはっきりさせておくことで調剤エラーを防ぐことができます。細かいことまでは難しくても、「違う」ということだけは押さえておきましょう。

 1　事例紹介　【違うものだとは気づかず調剤した！】

　おむつかぶれの赤ちゃんに小児科から亜鉛華単軟膏が処方されました。薬局の在庫は、「亜鉛華軟膏」と「フェノール・亜鉛華リニメント」の2種類です。調剤した薬剤師は、「亜鉛華単軟膏」と「亜鉛華軟膏」を同じものだと思っていましたので、医師の単なる書き方の違い（クセ？）と判断し、「亜鉛華軟膏」を調剤して交付しました。

> **Rp.** 亜鉛華単軟膏　30g　1日2～3回　臀部に塗布

　在庫している2種類の「○○亜鉛華○○」から選ぶとしたら、「フェノール・亜鉛華リニメント」は外しますね。いくら「亜鉛華」という文字が含まれていたとしても、同じものには見えません。ところが「亜鉛華軟膏」と「亜鉛華単軟膏」は、ぱっと見には同じように見えます。よくよく見ると「単」が入っているかいないかの違いに気づくでしょう。薬剤師はこの違いに気づき、処方箋には「単」が入っており、目の前の軟膏容器には「単」が入っていないことを認識していました。しかし、どう違うのかという知識がないため混同し、同じものだと思って調剤してし

まいました。

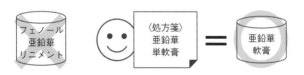

2　エラーの原因を探してみよう！

　似たような2種類の製品が存在し、それらは成分量も違えば基剤も添加物も違う、ということを知っていればこの調剤エラーは防ぐことができたでしょう。ポイントは、正しい製品知識を持つこと。取り違え防止策やチェック体制の強化も重要ですが、知識を持つことも調剤エラーを防ぐための重要な対策です。

> 原因①：知識が不足していた。
> 原因②：似たような薬があることの注意喚起がされていなかった。

　薬の知識を持とう、と言ってもそう簡単なことではありません。とても多くの薬が薬価収載されていますから、普段使い慣れているものや標準的なもの、特別な注意が必要なもの以外は良くわからなかったとしても不思議はありません。今回のようなケースは、新人薬剤師や異動してきた薬剤師たちに向けて、間違いやすいケースとして、過去に間違えたケースとして、薬局内で伝えていく（情報共有する）ことが大切ですね。

> 原因③：薬局内での情報共有、先輩から後輩への指導が十分ではな
> 　　　　かった。

知識を身に付け、似た名称の「薬剤取り違え」を起こさないためには
どうしたらよいでしょう。

　製薬会社は様々なメリットを生み出すため、製剤に工夫を凝らしてい
ます。その製剤の違いをよく理解し、より適切な薬物療法が遂行できる
よう薬剤師として責任を担っていきましょう。

**①製剤の定義を再確認する（軟膏・クリーム・ローション、徐放錠・
チュアブル錠など）。**

→軟膏とは？ クリームとは？ ローションとは？

②注意喚起をする。

→類似品があり、過去にエラーの経験（自薬局だけでなく）があれば、
注意票をつけておきましょう。覚えていなくてもエラーを回避でき
ます。

③勉強会を開催する。

→ヒヤリ・ハット時、新規採用時、新薬発売時など、薬局内で勉強会
を開きます。知識を吸収するとともに、エラーを起こす要因を推測
し対応しておくと未然防止につながります。

④自分が体験したエラーを生かす。

→自分が起こしてしまったエラーは、しっかり分析し、学習し、知識
と技能を磨きましょう。

POINT

亜鉛華単軟膏と亜鉛華軟膏は、どこが違うでしょう？

下記は吉田製薬さんの製品情報サイト（製剤一覧／亜鉛華（10%）単軟膏「ヨシダ」）から引用したものです。「この2つはどう違うの」という問いに、多くの薬剤師が頭を捻っているのだなと思いました。主成分である酸化亜鉛の含有量や基剤が異なることがわかります。

よくある質問

質問	回答
亜鉛華軟膏と亜鉛華（10%）単軟膏の違いは何ですか？	酸化亜鉛の含有量、軟膏の基剤が異なります。

亜鉛華軟膏	亜鉛華（10%）単軟膏
本剤1,000g中 酸化亜鉛 200g（20%）含有	本剤1,000g中 酸化亜鉛 100g（10%）含有
流動パラフィン サラシミツロウ セスキオレイン酸ソルビタン ┐白色軟膏 白色ワセリン ジブチルヒドロキシトルエン	ミツロウ ┐単軟膏 ダイズ油 ジブチルヒドロキシトルエン

両製剤の使い分けについて明確な基準はございません。酸化亜鉛には塗布部分を乾燥させる作用があるため、滲出液が多い患部に塗布する場合は酸化亜鉛を20%含有する亜鉛華軟膏を選択し、また、繰り返し塗布することで乾燥状態が強まってしまうような場合は亜鉛華（10%）単軟膏を選択するなど、症状に応じて選択されていると考えられます。

② 違いをしっかり認識しよう（2）

> この事例は、"徐放"という文字にとらわれて異なる薬を出してしまった、というものです。最近は一般名処方が増え、後発品を調剤することが普通になっていますが、見慣れない一般名処方に戸惑ってしまうこともあります。どのようなパターンでも自由自在に扱える能力が必要です。

� 1　事例紹介　【徐放は徐放でも、いろいろある！】

　今回初めて来局されたご高齢の患者さんです。近隣クリニックの処方箋ではなく、少し離れた中核病院の処方箋をお持ちになりました。一般名処方で書かれており、すべて後発品で良いとのことでした。近隣クリニックでは後発品は銘柄指定で記載されていることが多く、下記のような一般名の記載はあまり見慣れていませんでした。

（今回の処方箋）

> 例）Rp.　ニフェジピン徐放錠10mg（12時間持続）
>
> 　　　　　　　　　　　2錠　分2　朝夕食後　28日分

（近隣クリニックから処方されたとしたら）

> 例）Rp.　ニフェジピンL錠10mg（会社名）
>
> 　　　　　　　　　　　2錠　分2　朝夕食後　28日分

　調剤した薬剤師は「徐放錠10mg」という記載を見て、まず頭に浮かんだ

のが「ニフェジピンCR錠10mg」でした。徐放と言えばCR錠（徐放＝CR錠）と置き換えたわけです。最終鑑査者も調剤されたCR錠を見て問題なしと判断しました。調剤者は「思い込んでいた」、鑑査者は「ついつられてしまった」とのことでした。本来であれば「12時間持続」ですから「ニフェジピンL錠10mg」を調剤すべきでした。しかし、この薬局でよく調剤する徐放錠の「ニフェジピンCR錠10mg」を調剤し交付してしまいました。

　患者さんがお帰りになってから、鑑査者は見慣れない一般名処方が気になって調べたところ、薬剤の取り違えをしていることに気付きました。すぐに患者さんへ連絡し、服用前に取り換えることができました。

▰ 2　エラーの原因を探してみよう！

　処方箋が先発品で「アダラート®L錠10mg」や「アダラート®CR錠10mg」という記載であれば、後発品に変更するにしても迷わず「ニフェジピンL錠10mg」や「ニフェジピンCR錠10mg」を調剤するでしょう。しかし、LやCRの代わりに、「12時間持続」あるいは「24時間持続」と記載されている場合、製剤の特徴を知らなければどの薬が該当するのかわかりません。

　鑑査者は処方された薬が「徐放錠」であることを認識していたため、かえって「徐放錠」の1つであるCR錠を見てすっかり正しいと思ってしまいました。

> 原因①：ニフェジピン製剤の種類を知らず、思い込みで調剤した。
> 原因②：調剤薬の印象が強く、鑑査者の意識が引きずられてしまった。

　残念ながら調剤や鑑査の時点では一般名処方について気になりませんでしたが、後から気になって調べてみたのは良い行動でした。まあいいや、と流していれば最後まで気が付かなかったかもしれません。

ところで、用法用量にも着目してみましょう。L錠は12時間持続のため1日2回服用し、CR錠は24時間持続のため1日1回服用です。用法用量からもチェックすることができますね。

> 原因③：CR錠は1日1回という紐づけができていなかった。

　一般名で記載する場合の表現の仕方は、厚生労働省「処方箋に記載する一般名処方の標準的記載（一般名処方マスタ）」で確認できます。インターネットで検索するとすぐにわかります。

一般名処方の標準的記載	備考欄
【般】ニフェジピン徐放錠10mg（12時間持続）	先発品はアダラートL錠10mg
【般】ニフェジピン徐放錠10mg（24時間持続）	先発品はアダラートCR錠10mg

3　今日から始めるエラー防止対策

　一般名処方での「薬剤の取り違え」を起こさないためにはどうしたらよいでしょう。

①一部だけ見て早とちりしない。
→処方箋の医薬品名は最後の文字まで確認しましょう。今回は「12時間持続」「24時間持続」までが名称（一般名処方の標準的記載）です。

②変更の可否について整理しておく。
→先発品、後発品、一般名で処方された場合、どのような調剤が可能かのパターンを理解しておく必要があります（類似剤形への変更含む）。

③鑑査は処方箋を見てから薬を見る。

→薬を先に見ると印象が強く残り、処方箋を読み間違えてしまいがち。先に処方箋、次に薬を見るようにします。

POINT②

　類似剤形とは、どのようなものを指すのでしょう（保医発0305第12号、平成24年3月5日）。類似剤形への変更ができると、在庫を絞りやすくなります。例えば、アの中でなら変更することができますので、効能効果が同じなら普通錠と口腔内崩壊錠の両方を在庫しなくて済みます。

ア	錠剤（普通錠）、錠剤（口腔内崩壊錠）、カプセル剤、丸剤
イ	散剤、顆粒剤、細粒剤、末剤、ドライシロップ剤（内服用固形剤として調剤する場合に限る。）
ウ	液剤、シロップ剤、ドライシロップ剤（内服用液剤として調剤する場合に限る。）

ややこしい後発品

> この事例は、取り違えこそしませんでしたが後発品の2種類の剤形にドキッとした、というものです。患者さんのご希望に沿うことはもちろん大切ですが、間違いなく調剤するためには受け身の姿勢ではなくこちらから働きかけることも必要です。

 1 事例紹介 【カプセルと錠剤、どっちがどっち？】

70代の男性患者Aさんの処方箋と調剤（後発品希望）は下記の通りです。

> **Rp.** オノン®カプセル112.5mg　4Cap　1日2回　朝夕食後　28日分
> **調剤.** プランルカスト錠112.5mg「会社名」
> 　　　　　　　　　　　　4錠　1日2回　朝夕食後　28日分

50代の女性患者Bさんの処方箋と調剤（後発品希望）は下記の通りです。

> **Rp.** オノン®カプセル112.5mg　4Cap　1日2回　朝夕食後　28日分
> **調剤.** プランルカストカプセル112.5mg「会社名」
> 　　　　　　　　　　　　4Cap　1日2回　朝夕食後　28日分

　AさんもBさんも同じ処方内容です。そしてお二人とも後発品を希望なさっていました。どちらも正しく調剤していたのですが、2件目のBさんの最終鑑査をしているときにかなりドキッとした事例です。というのも、さっきも（Aさんのとき）オノン®カプセルの処方を後発品で調剤

しました。そのときはプランルカスト錠を患者さんに見せて確認した記憶があります。だけど本当は錠剤ではなくカプセルだったのではないか。Bさんにはオノン® カプセルの処方（Aさんと全く同じ）を後発品で調剤し、プランルカストカプセルをまさに今鑑査している。さっきは錠剤だった気がする。今度はカプセルで、今見ているのだから間違いはない。さっきもカプセルでなくてよかったのか、それとも勘違いして別の薬を渡してしまったのではないか、という何とも不安な思いが頭をよぎりました。

　同じ処方箋の記載内容で同じ後発品希望の患者さんですが、お一人はカプセルで、もうお一人は錠剤で調剤するという何ともややこしい話だったのです。あるメーカーさんの後発品の販売時期の違いにより、早くに後発品に変更した患者さんはカプセル剤に変更し、その後錠剤が発売されてから後発品に変更した患者さんは錠剤に変更したという経緯がありました。

2　エラーの原因を探してみよう！

　同じ成分、同じ規格で違う剤形（と言っても類似剤形）を在庫しているということが取り間違えを起こす大きな要因ではないかと思います。カプセルと錠剤のどちらにするか、明確な基準があるわけではありません。この薬局では、たまたま早い時期に処方され後発品に変更した場合はカプセル剤、だいぶ経ってから処方され後発品に変更した場合は錠剤というだけのことでした。患者さんが特にどちらかの剤形を希望しているなら話しは別ですが、何となくそうなっていたということでした。

　今回の事例では規格は112.5mgのみでしたが、メーカーさんによっては錠剤、カプセル剤とも規格を2種類（112.5mg、225mg）揃えているところもありますから、複数規格を在庫していればもっと紛らわしくなったことでしょう。

> 原因①：同じ成分、同じ規格で異なる剤形を在庫していた。
> 原因②：曖昧な基準の選択肢で混乱しやすかった。

　今回の処方と調剤薬の選択肢を簡単に表すと以下のようになります。患者さんの希望も汲みながら、薬局の在庫を考えパターンを少なくすると間違いが起こりにくくなるでしょう。最小限の在庫にするなら、プランルカスト錠112.5mgだけでも調剤することができます。

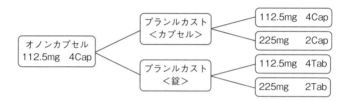

3　今日から始めるエラー防止対策

　ややこしい後発品の「薬剤取り違え」を起こさないためにはどうしたらよいでしょう。

①在庫をカプセルまたは錠剤のどちらか1種類にする。
→品質が確かで患者さんが扱いやすく飲みやすい薬を選びましょう。

②早い段階で決意し切り替える。
→併存する期間が長くなればそれぞれの対象患者さんが多くなります。早い段階でどれを採用するかを決め、患者さんに説明して切り替えていきましょう。

③併存する場合は、2つの剤形があることを明確にする。
→保管してある場所に注意票を付けるなどして、2つの剤形があるこ

とを明確にします。至るところで注意喚起し、取り違えを防ぎます。

④薬歴にどちらの剤形かを強調して記録し、患者さんにも剤形を強調して説明する。

→調剤する前にどちらの剤形かを判別できるよう、薬歴の見やすい場所に記録しましょう。電子薬歴なら申し送りや頭書きメモ欄など、紙薬歴なら開かなくても目に入る場所がいいですね。

→ここまでするなら剤形を1つにしても絞ってもいいのかなと思いますが、絞れない場合には患者さんの協力を得ることも大切です。

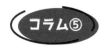

後発品の名前を覚えられない！

　このところ一般名処方がぐっと増えていることを実感しています。そのため後発品で調剤することも大変増えてきました。記憶力の衰えに伴い、セフェム系抗生物質のように長く似たような響きの一般名が処方箋に並んでいると、間違えないように調剤棚から取り出すだけでも大変です。

1　患者さんは自分が飲んでいる薬の名前を知っているか

　私の両親は後期高齢者です（現在父親は87歳、母親は82歳）。大きな病気もなく、高齢化による体の変化に伴って近所の医院から少しだけ薬をもらっています。両親に「薬は何を飲んでいるの？」と聞くと、二人揃って「血圧の薬と便秘の薬と」というように効能で説明することはできます。しかし、さらに「何て言う名前の薬？」と聞くと、父親は「わからない」、母親は「やっと覚えたのに薬が変わるとわからなくなる」と言っています。

　後発品が増えてからは、両親だけでなくご高齢の方々全般に言えることかと思いますが、服用している薬の名前を正確に覚えて伝えることは難しく、書いたものを携帯しておくという方法が現実的だなと思いました。万が一アクシデントに見舞われ手持ちの薬が足りなくなった時、緊急対応で薬を出してもらうにしてもお薬手帳がなければ困難極まる状況になってしまうことは先の大災害等で学んできたことです。

オルメサルタンOD錠10mg「DSEP」
　　　　　　　2錠　朝夕食後　1日2回30日分
ベニジピン塩酸塩錠8mg「サワイ」
　　　　　　　1錠　朝食後　　1日1回30日分
マグミット330mg　2錠　朝夕食後　1日2回30日分

母のお薬手帳（内科）

①（後）リマプロストアルファデクス錠5μg「日医工」
　【般】リマプロストアルファデクス錠5μg
　　1回1錠　1日3回　28日分
　　1日3回毎食後にお飲みください
②セレコックス錠100mg
　　1回1錠　1日2錠　28日分
　　1日2回朝夕食後にお飲みください

父のお薬手帳（整形外科）

2　一般名処方にまつわるショート・ストーリー

　私は数年前に網膜中心静脈閉塞症を発症し、近所の開業医を経由して大学病院を受診する機会がありました。開業医で渡された処方箋の内容は以下の通りです。

Rp.【般】カルバゾクロムスルホン酸ナトリウム錠30mg
　　　　　　　　　　　3T　分3毎食後　10日分

　大学病院では医師より「薬は何か飲んでいましたか」と聞かれましたので、処方箋の記載どおりに【カルバゾクロムスルホン酸ナトリウム錠30mg】と答えるべきか迷いました。幸い、すぐに医師が紹介状に書い

てある処方内容を見て「あっ、アドナですね」と仰いました。確かに調剤してもらった知り合いの薬局では後発品の在庫がなく取り寄せるのに時間がかかるため、先発品のアドナ®錠30mgで調剤してもらっていました。しかし、後発品の在庫があったら、すぐに取り寄せできたら、他の薬局へ行っていたら、後発品を飲んでいたかもしれません。医師に「アドナですね」と聞かれても「違います」と返事をする可能性は高かったのです。

そこで大いに役立つのがお薬手帳ですが、そのお薬手帳でさえ記載が多岐にわたり、印刷するシールの面積が小さいため文字の並びも見づらく、一目でわかるかと言うと難しい気がします。ここ数年の間に整形外科と皮膚科を受診したときのお薬手帳を再現してみました。

① 　ボルタレンテープ 15mg　全14枚	筋肉痛や関節痛を
（般）ジクロフェナクナ 全14	抑える薬　痛みや炎
トリウムテープ7㎝×10	症を抑える薬
㎝（非温感）	
1日1回、足に使用	

（整形外科）
一般名が途中で途切れ3段になってしまい見づらい。片仮名が多く、どれがもらった薬の名前かわかりにくい。

[1]キンダロン軟膏0.05%	5g
コメ）変更前：キンダベート軟膏0.05%（5g）	
1日1－2回	×1調剤
[2]トラタジンOD錠10mg「アメル」	1錠(1回1錠)
コメ）変更前：クラリチンレディタブ錠10mg(1錠)	
1日1回　就寝前	×14日分

（皮膚科）
コメ）とは何か患者にはわかりにくい。変更前の処方内容が書いてあるが、処方箋は提出してしまっているため、患者にすれば「何だろう？」と思うかもしれない。

142

3 今日から始めるエラー防止策

後発品の名前が覚えにくいことで不都合が起きないためにはどうしたらよいでしょうか。

①お薬手帳を持参してもらう。

→他科受診や併用薬の確認が行いやすくなります。お薬手帳の有無を確認するだけでなく、持っていない方には作ることをお勧めし、持って来ない方には持ってくることを促します。電子お薬手帳も複数出ています。

②後発品の在庫を絞る。

→初めから増やさないことが肝心！ 変更可能な規格や剤形を確認し、さらに絞り込みましょう。

　　例）ムコダイン®錠に対し、カルボシステイン錠250mg（○○○）のみを在庫する

③一般名処方の場合は、一文字ずつ医薬品名の鑑査を行う。

→長くてややこしい名前は、処方箋と薬を上下に並べて一文字ずつ合わせていきます。

④先発品と後発品の対比表を作っておく。

→先発品の成分名に自信がなければすぐに確認しましょう。

撒いた粉薬が別物だった！

> この事例は、2つの医療機関でそれぞれ頻繁に処方される白い粉薬を勘違いして調剤した、というものです。原因をひとことで言うならば思い込みでしょうか。このような全く異なる薬剤の取り違えというエラーが起きたことについて、スタッフ一同が強い衝撃を受けた事例となりました。

1 事例紹介 【整腸剤と呼吸器系用剤を間違えた！】

　患者さんは8歳のお子さんです。下痢をしていたため心配になったお母さまが小児科へ連れて行きました。幸い大きな問題はなく整腸剤1種類が処方されました。近隣の胃腸科クリニックからとてもよく処方される薬です。添付文書では、通常成人は1日1.5g〜3gを3回に分けて服用します。薬局でも1日3g、分3毎食後の処方を調剤することが多く、1kgのバラ包装だけでなく1gの分包品（HS包装）も購入しています。今回は小児のため少な目の量であり、バラ包装を使って分包機で撒いて調剤しました。

Rp. ミヤBM® 細粒　1.5g　分3　毎食後　7日分

　ここまでは順調だったのですが、実は撒いた薬は「ミヤBM® 細粒」ではなく、「ムコダイン® DS50%」だったのです。「ミヤBM® 細粒」は、酪酸菌（宮入菌）製剤であり、効能効果は「腸内細菌叢の異常による諸症状の改善」です。間違って調剤した「ムコダイン® DS50%」は、L-カルボシステインを成分とする気道粘液調整・粘膜正常化剤です。全く異なる薬

を調剤しただけでなく、鑑査でも見落として患者さんの手に渡ってしまったことに、関わった薬剤師のみならず薬局スタッフ一同が衝撃を受けました。

2　エラーの原因を探してみよう！

なぜ「ミヤBM®細粒」が「ムコダイン®DS」になってしまったのでしょうか。

今回の事例では、背景要因もかなり大きく影響していたように思います。薬局の近くにはメインとなる処方元医療機関が2つあります。小児科と胃腸科です。小児科では「ムコダイン®DS」がザクザクと処方されます。また、胃腸科からは「ミヤBM®細粒」が同様にザクザクと処方されていました。小児科の患者さんが来たら「ムコダイン®DS」、胃腸科の患者さんが来たら「ミヤBM®細粒」という思い込みがあったことは否定できません。

原因①：小児科は「ムコダイン®DS」、胃腸科は「ミヤBM®細粒」という思い込みがあった。
原因②：処方箋をよく読んでいなかった。

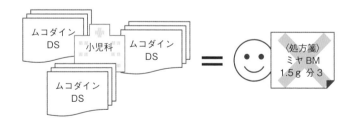

次に調剤ですが、「ミヤBM®細粒」と「ムコダイン®DS」の容器は、隣同士に並んでいました。薬局では薬を五十音順に陳列しており、錠剤

だけでなく散剤も五十音順で並べています。そのため、普通薬でマ行の2剤は隣同士で並ぶことになったのです。瓶に手を伸ばしたとき、すでに頭の中で医薬品名が入れ替わっていたかもしれませんし、正しい薬を取るつもりだったのに取り違えてしまったのかもしれません。本来「ミヤBM®細粒」を取り出すところ「ムコダイン®DS」を手にしていました。

原因③：「棚から取るとき、量るとき、棚に戻すとき」に薬の名前を確認していなかった。

原因④：調剤時、処方箋と容器の医薬品名を照合していなかった。

　万が一調剤した薬が間違っていたとしても、調剤者の自己鑑査か鑑査者による最終鑑査で発見すればよいのです。この2つの鑑査は適切に行われていたのでしょうか。薬局には散剤鑑査支援機器があり、調剤者はその機器を使っていましたが、当該患者のジャーナルであることがわかっていたので、内容をチェックすることなく鑑査者に調剤薬とジャーナルを回しました。鑑査者はジャーナルの記載内容を確認しましたが秤量鑑査に気持ちが向いていたため、ジャーナルの数字だけ見て医薬品名を確認しませんでした。

原因⑤：ジャーナルを確認しなかった（調剤者、鑑査者とも）。

　レセコンと散剤鑑査支援機器は連動していないため、散剤容器を支援機器に通した際にエラーが出ることはありませんでした。もし連動していたら、異なる散剤を取り出していますから、警告音が鳴って調剤者はすぐに確認したことでしょう。ただし、支援機器と連動していなくてもジャーナルを確認すれば異なる薬剤を秤量したことはわかるわけですから、ここではこのことを原因としないことにしました。

3 今日から始めるエラー防止対策

よく似た粉薬の「薬剤取違え」を起こさないためにはどうしたらよいでしょう。

①処方箋を読み、声に出して確認する。

→処方箋（コピー、スキャン含む）を拠り所とし、目の前に置いて調剤しましょう。

②散剤鑑査支援機器のジャーナルの内容を確認する。

→手順では調剤者も鑑査者もジャーナルを確認することになっています。レセコンと連動していない場合、支援機器による処方内容と薬の照合はできませんので、自分で内容を確認する必要があります。

③薬剤師として散剤の性状を知っておく。

→薬の性状を知っていることで確認の度合いが高まります。違和感があれば確認しようという気になります。日々の業務を通じてしっかり薬の観察をしましょう。

⑤ 配合剤に気を付けよう！

　もともと単剤で販売されていた医薬品が複数組み合わされて、新たな医薬品として販売されるようになってからだいぶ日が経ちました。1つの医薬品でも複数の成分量の組み合わせが存在する場合もあり、エラー防止には成分だけでなく規格も注意しなければなりません。

1　事例紹介　【減っていなかった！】

　72歳の女性患者さんです。高血圧症で内科クリニックに通っています。血圧の状態に合わせて時々処方変更がありましたが最近は下記の処方が続いていました。今回、再び処方変更となっていたため患者さんに確認したところ、主治医から「最近は血圧が安定しているので今日から薬を減らしましょう」と言われたそうです。患者さんは、数か月前から1時間ほどのウォーキングを始めたとのこと。それで血圧が下がったのだろうと嬉しそうなご様子でした。

（前回）Rp. カンデサルタン錠8mg	1錠	分1	朝食後	28日分
アムロジピン錠5mg	1錠	分1	朝食後	28日分
（今日）Rp. ユニシア®配合錠LD	1錠	分1	朝食後	28日分

　処方医は患者さんの血圧が安定していることから、アムロジピンの量を5mgから2.5mgに減量する予定でした。カンデサルタン8mgとアムロジピン2.5mgであれば、配合剤（上記処方のユニシア®配合錠LD）が使えます。飲む量も2錠から1錠に減って患者さんにとって良いだろう

とお考えになっての処方でした。もともと前回の処方でも配合剤（ユニシア®配合錠HDなど）を使うことはできましたが、様子を見ながら処方を変更していたため、あえて配合剤を使わずにいました。

薬局には、ユニシア®配合錠HDとLD両方の在庫がありましたが、調剤した薬剤師はよく確認せずにHDを取り出し、最終鑑査者も見落としてしまいました。投薬時は配合錠になったことの説明、また処方変更のため残薬の確認に気を取られていました。HDをお渡ししたのでは前回と同じ成分量であり、配合錠になっただけです。主治医の処方意図であるアムロジピンの減量にはなっていませんでした。幸い、投薬後ではありましたが調剤した薬剤師が気づき、慌てて患者さんを追いかけて薬を変更することができました。

2 エラーの原因を探してみよう！

配合剤であるがために起きやすい問題について考えてみました。

①配合剤は、含まれる成分名、成分量を意識しづらい。

→成分によるアレルギー歴、副作用歴などを見落としやすい。重複投薬、相互作用のチェックで引っかからない恐れがある。

②処方変更による配合剤⇔単剤の切り替え時、薬剤師も患者さんも混乱しやすい。

→薬剤師の薬剤取り違え、患者さんの飲み間違え（錠数や残薬など）の恐れがある。

③副作用の情報提供やモニタリング、患者さんによる早期発見・早期対応を行いにくい。

→副作用が疑われた場合、単剤であればその薬だけ中止する等で様子

を見ることができる。配合剤はどの成分による副作用かわかりにく
く、対応が遅れる恐れがある。

3 今日から始めるエラー防止策

　配合剤による「薬剤取り違え」を起こさないためにはどうしたらよい
でしょう。

> 配合剤は、医薬品名に必ず【配合】という文字が含まれている！

①【配合】という文字を見たら、その場で成分と規格を確認する。
→特に複数疾患を対象としたものや糖尿病の配合剤は、作用機序ごと
　に副作用対策が大きく異なるので注意が必要です。

**②成分名と規格を大きく書いた一覧表を作成し、見やすい場所に掲示
　する。**
→暗記に頼るだけでなく、「見える化」します。「見える化」は、エラー
　防止策の基本です。

③PTP包装に成分名、成分量が印刷されているものを採用する。
→選択肢が複数あれば、成分名や成分量が印刷されているものを選ぶ
　と良いでしょう。

④配合剤の服薬指導を練習しておく。
→患者さんに説明するには自分が理解している必要があります。一度
　試してみましょう。
→配合剤とは何でしょうか。文字や言葉だけでなく、図を書いたり、

身振り手振りを使ったりして説明するとわかりやすいです。説明す
るツールをたくさん持っていると患者さんの理解度に合わせて上手
に説明することができますね。

POINT

　降圧剤の配合剤にどのようなものがあるかを調べてみました（今
日の治療薬2020/南江堂）。

成分	先発品名	
ARB＋利尿剤	・コディオ®配合錠MD/EX ・エカード®配合錠LD/HD ・イルトラ®配合錠LD/HD	・プレミネント®配合錠LD/HD ・ミコンビ®配合錠AP/BP
ARB＋Ca拮抗剤	・エックスフォージ®配合錠 ・レザルタス®配合錠LD/HD ・ミカムロ®配合錠AP/BP ・アテディオ®配合錠	・ユニシア®配合錠LD/HD ・アイミクス®配合錠LD/HD ・ザクラス®配合錠LD/HD
ARB＋Ca拮抗剤＋利尿剤	・ミカトリオ®配合錠	

シールはプライバシーの塊です！

患者さんご自身が持ち歩く薬歴として、お薬手帳は重要な役割を果たします。医療機関では、使っている薬を知ることで診療の大きな助けになりますし、薬局では、処方箋鑑査等に大いに役立ちます。適切な取り扱いをすることで、患者さんに「お薬手帳を持っていて本当によかった」と感じてもらえたら嬉しいですね。

 1 事例紹介 【シールを貼り間違えてしまった！】

89歳の男性患者Aさんです。ご本人に服薬指導を行い、お薬手帳をお渡ししました。

状況：薬局は混んでおり、複数のレセコンで複数の事務員が処方箋入力を行っていた。シール印字機は1台であり、複数のレセコンに対応している。

入力：事務員1が患者Aさんの処方箋を入力した。
　　　事務員2は患者BさんのFAX処方箋を入力した。

シール貼付：事務員1はシール印字機から出て来たシール（Bさん用）を自分が発行したシール（Aさん用）だと思って、氏名を確認せずにAさんのお薬手帳に貼った。
　　　事務員2は入力したのがFAX処方箋であり、後から来られる患者さんだったのでシールをすぐに取らずに、印字機のところに置いたままにしていた。

Aさん対応：鑑査・投薬を行った薬剤師1は、Aさんの手帳にBさんのシールが貼ってあることに気付かず（貼ってあるシールはそ

の人のシールに間違いないと思っていた)、Aさんに手帳をお返しした。その際、手帳を開いてAさんに中身を示すことはしなかった。

Bさん対応：Bさんが来局し投薬する際、お薬手帳のシールがなかった。その場で再発行し、Bさんのお薬手帳に貼ってお返しした。

　この事例では、のちほど患者Aさんの手帳シールが見つかったことから、BさんのシールをAさんの手帳に貼ったのではないかと思い至りました。Aさんに連絡して確認してもらったところ、手帳には確かにBさんのシールが貼ってありました。Aさんは、毎回お薬手帳を薬局に持って来てくださいますが、特にご自分では見ておられないということで薬局から連絡するまでBさんのシールが貼ってあったことをご存知ありませんでした。

◤ 2　エラーの原因を探してみよう！

　ところで、薬局ではお薬手帳に関するどのようなエラーが起きているのでしょうか。私が経験したいくつかのケースをあげてみます。

①お薬手帳を患者さんに返し忘れた。

（原因）鑑査台に置きっ放しにしていた。調剤用トレイに入っていたのを渡し忘れた。

→患者さんも返してもらっていないことに気付かずお帰りになることがあります。

②違う患者さんのお薬手帳を渡してしまった。

（原因）トレイに入れるとき、患者さんの名前をよく確認せずに入れてしまった。

→鑑査や投薬時によく確認せず、そのまま患者さんにお返ししてしまうことがあります。

③預かったお薬手帳が見つからない（なくした）。
　（原因）いつもと違うところに置いてしまった。落としたことに気付かなかった。他の患者さんに渡してしまった。

④違う患者さんの情報を手帳に載せてしまった。
　（原因）他の患者さんのシールを貼ってしまった。

⑤お薬手帳に載せる情報を間違えてしまった。
　（原因）レセコンへの入力間違いがあった。訂正前のシールを貼ってしまった。訂正したのにシールを貼り替えなかった。

⑥複数冊のお薬手帳を持っていることを知りながら、1冊にまとめなかった。
　（原因）患者さんに説明する時間がなかった。1冊にまとめる時間がなかった。患者さんが病院ごとに分けているということで断られた。

⑦お薬手帳に関する調剤報酬算定を間違えてしまった。
　（原因）お薬手帳の持参の有無を勘違いした。入力間違いをした。算定要件を理解していなかった。

3　今日から始める調剤エラー防止策

　お薬手帳の「シールの貼り間違え」を起こさないためにはどうしたらよいでしょうか。

まず、プライバシーという視点を忘れてはなりません。なぜならお薬手帳には、持ち主のプライバシーに強く関わる情報が載っているからです。Aさんが自分の手帳に貼ってあるBさんのシールを見たら、望まないのに他人の健康情報を見せられたわけですから快くなかったことでしょう。

そしてこのようなエラーを起こす薬局に対して不信感を持つかもしれません。Bさんは、自分の健康情報を他の人に知られたことで不快な思いをしたことでしょう。Aさん同様、薬局に対して不信感をお持ちになっても仕方がありません。

①患者氏名の確認を徹底する。

→基本のキ。トレイに入れるとき、自分の目で確認しましょう。

②印刷したらすぐにシール（帳票類）を取る。

→1台の印字機で複数人が印刷するという状況であれば、排出口で混在することは予想内。事例では事務員2がFAX処方箋を入力した際、すぐにシールを取っていたらもっと早い段階で間違いに気づけたでしょう。

③服薬指導時は、手帳の該当箇所を患者さんに示す。

→前回と同じか、処方変更の場合はどこが変わったかなど、チェックを入れながら説明すると患者さんにお薬手帳の必要性を理解してもらうことができます。

1回2錠シールは服薬指導と同じ！

この事例は、1回1錠服用する薬のPTPシートに「1回2錠」というシールを貼ったことにより、患者さんが2日間ほど倍量を服用してしまった、というものです。「1回2錠」シールに限らず、薬の包装や容器に直接貼るシールは服薬指導と同じ意味を持つため、貼付には十分な注意が必要です。

1 事例紹介 【1回2錠シールを貼ってしまった！】

58歳の女性患者さんです。今回から薬が増量になりました。増量により薬が欠品となったため、患者さんへの説明や薬の手配を行う必要がありました。

（前回）Rp. セルトラリン塩酸塩錠25mg

　　　　　　　　　　　　　　　1錠　　分1夕食後　　14日分

（今回）Rp. セルトラリン塩酸塩錠25mg

　　　　　　　　　　　　　　　2錠　　分2朝夕食後　　14日分

調剤者はセルトラリン塩酸塩錠について1日1回服用する薬だという認識を持っていました。今までの多くの処方は、初回25mg、14日間後に50mgへ増量というパターンでした。増量するときは通常は50mg錠にしますが、今回は何か事情があって25mg錠を2錠にしたのだと思い、「1日1回、1回2錠」というイメージをして調剤を行いました。時々、見た目が変わると不安になる、小さい方が飲みやすいなどといった患者さんのご事情で、倍量の製剤があるにも拘らず小さい方の規格で2錠とい

うケースがあります。今回もそういうことなのかなと思っていました。

　薬局では、1回2錠の薬には「1回2錠」シールをPTP包装に貼ることにしています。調剤者は1回に2錠飲むとイメージしていたのでためらわず「1回2錠」シールをセルトラリン錠のPTP包装（耳の部分）に貼りました。

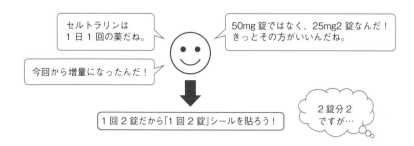

　鑑査者は、1日1回の薬であることを調剤者と同様認識していましたが、精神科の処方では副作用防止のために敢えて処方医が1日2回にすることがあるため、増量に伴う副作用発現を危惧して1日1回から1日2回に用法を変更したと考えました。この場合、1回量は1錠になるはずですが、PTP包装に貼ってある「1回2錠」シールを見落としてしまいました。

2　エラーの原因を探してみよう！

　調剤者はこの薬は1日1回服用するものであること、初期量から増量して維持量まで持って行くこと、という知識がありました。その知識を利用して「分2朝夕食後」は処方ミスではないか、あるいは敢えてそのようにしたのかと検討することもできたのですが、用法は1日1回と思い込んでいたため「分2」であることを見落としてしまいました。調剤する前に電子薬歴で前回処方歴などを確認しており、用法用量が前回と異なる色表示になっていましたが、用量のみ変更として理解していたので用

法の確認はしませんでした。欠品については、調剤者が患者さんへ説明しました。

> 原因①：電子薬歴の色表示を見て早とちりしてしまった。
> 原因②：正しい知識が思い込みにつながってしまった。
> 原因③：欠品となったため、薬の手配に気を取られていた。

鑑査者は増量になっていること、1日1回から1日2回に変わっていることを認識しており、ほぼ適切に最終鑑査を行いました。ただし、PTP包装に「1回2錠」シールが貼ってあったことは見落としていました。続けて行った服薬指導では1日2回朝夕食後になったことは伝えましたが、前回も1回1錠であり今回も1回量は変わらないことから1回量については特に説明していませんでした。欠品を送るにあたり住所確認や日時のお伝えなどがメインとなっていました。

> 原因④：薬をざっくりとしか見なかった。
> 原因⑤：シールそのものに問題があったかもしれない（見えづらい、小さいなど）。
> 原因⑥：1回量について説明しなかった。

3　今日から始める調剤エラー防止策

「シールの貼り間違い」を起こさないためにはどうしたらよいでしょうか。

①シールをやめる。

→薬袋の印刷を工夫し、1回量をわかりやすく表示します（画像や表

を利用)。

②鑑査者がシールを貼る。

→鑑査者が薬袋の錠数を確認し、その段階でシールを貼ると間違いに
くいでしょう。

③見やすいシールにする。

→「見える化」の1つです。よく見えるということは誰でもわかりやす
く、わかりやすければ間違いを見つけやすくなります。

④シールの貼り間違えに気付いてもらう。

→服薬指導では薬袋を見せながら1回1錠であることを伝えます。前
回と同じ処方内容であっても伝えましょう。私はよく「念のため確
認をお願いします」と言って患者さんに薬を見てもらいますが、断
られたことはありません。そこで行った服薬指導の内容と違うシー
ルが貼ってあれば、見つけた患者さんが薬局に連絡してくれること
でしょう。

他の人の名前を
印字してしまった！

この事例は、散剤の分包紙に他の患者さんのお名前を印字してしまった、というものです。中に入っている薬は正しかったのですが、印字した患者さんのお名前が違っていました。それにしても投薬後まで誰も気付かなかったということですから、しっかり対策を立てる必要がある事例です。

1　事例紹介　【散剤分包機のPCで呼び出したのは
違う患者さんだった！】

4歳の小児患者さん（体重16kg）です。風邪を引いて鼻づまりや鼻水の症状があり、小児科を受診して下記処方が出ました。お母さまによれば、薬は以前にも飲んだことがあり、問題なく飲むことができていたとのことでした。前回は約1年前の受診です。久しぶりの来局なので体重確認などを行いました。

> Rp.　カルボシステインドライシロップ50％　1g　分3毎食後　4日分
> レボセチリジン塩酸塩ドライシロップ0.5％
> 　　　　　　　　0.5g　分2　朝食後、寝る前　4日分

この薬局では小児の散剤を分包するとき、分包紙に患者氏名を印字しています。兄弟姉妹で受診することも多く似たような処方になるため、氏名を印字することで家族内での飲み間違いを防いでいます。また、印字はたとえ一人分の調剤であっても行うこととし、他の患者さんの分と間違えないようにしています。

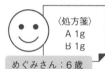

〈処方箋〉
A 1g
B 1g

めぐみさん：6歳

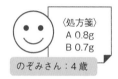

〈処方箋〉
A 0.8g
B 0.7g

のぞみさん：4歳

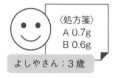

〈処方箋〉
A 0.7g
B 0.6g

よしやさん：3歳

さて、名前を印字するには分包機のパソコンに生年月日を入力します。決定ボタンを押すと紐づけされた患者さんの名前が出てきます。今回もいつも通りの手順で患者氏名を呼び出しました。2種類の散剤をそれぞれ分包し、カルボシステインは分3のため3つ折りに、レボセチリジンは分2のため2つ折りにして、散剤鑑査支援機器のジャーナルとともに鑑査者へ届けました。このとき、薬局全体としてはやや混んでいましたが、散剤の調剤はこの患者さんの分だけでした。

鑑査者は、今回受付で聞き取った体重から小児薬用量を確認し、秤量鑑査を行い問題なしと判断し、服薬指導に向かいました。久しぶりの来局でしたので薬効や用法用量などの説明、また前回の服用で問題なかったかの確認を重点的に行い、分包した薬を見せることはしませんでした。

午後3時頃の受診でしたが、夜6時頃にお母さまから電話があり、分包紙の名前が違っているので薬を飲ませていない、ということでした。正しい名前を印字した薬をすぐにお届けしました。

2 エラーの原因を探してみよう！

印字するとき新患の方は手入力しますが、すでにデータがある患者さんの場合は呼び出したデータを利用しています。生年月日を入力すると紐づけされた患者さんの名前がパソコン上に示され、決定ボタンを押すことでデータが反映されその患者さんの名前が印字されます。今回は前に分包した方の名前が印字されていました。パソコン操作時に決定ボタンを押したつもりが押していなかったようです。通常決定ボタンを押していなければ分包機は動かないのですが、その前の患者さんのときに連

続発行できる設定にしており、決定ボタンを押さなくても分包機が動く状態でした。

> 原因①：通常発行の状態に戻していなかった。
> 原因②：今回の操作時に決定ボタンを押さなかった。
> 原因③：パソコン上の「印刷イメージ」を確認しなかった。
> 原因④：分包機から出てきたとき、分包紙の名前を確認しなかった。

　小児の調剤は散剤や液剤が多いため、どうしても時間がかかります。調剤だけでなく鑑査にも時間がかかるため、鑑査者は薬局が混み始めていたこともあって少し焦りを感じていました。小児薬用量は既に確認していましたので、届いた2種類の散剤の秤量鑑査と異物混入のチェックを行い、そのまま投薬カウンターに出て服薬指導を行いました。薬はそれぞれのビニール薬袋に束ねて入れていましたので、入れ方によっては外側から分包紙に印字された名前が見えなかった可能性があります。

> 原因⑤：鑑査者は分包紙の名前を確認しなかった。
> ・他に散剤の調剤がなく、調剤者に「○○さんのです」と言われ、鑑査中の患者さんの分だと思い込んでいた。
> ・焦りを感じ、秤量鑑査などに気を取られ確認することを忘れていた。
> 原因⑥：薬袋に入れた状態で印字された名前が見えなかった。

 3　今日から始めるエラー防止策

　データの引用間違いによる「分包紙の情報間違い」を起こさないためにはどうしたらよいでしょうか。

①データを引用しない。

→ファーストネームだけにすれば手入力をしても時間がかかりません。

②（連続発行を）設定した人が解除する。

→何でも設定した人が解除し、次に使う人が確認します。

③印字を確認する。

→調剤者は必ずパソコンの画面に示された「印刷イメージ」を確認します。決定ボタンを連打し手順を飛ばさないようにしてください。

→鑑査手順に組み込みます。例）印字の確認　⇒　秤量鑑査　⇒　異物チェック

→ビニール薬袋の場合は名前の印字が見えるように折り畳んで入れます。ビニール薬袋から出さなくても分包紙の名前を確認することができます。

紙薬袋の場合は、患者さんに薬を見せてから薬袋に入れます。薬袋に入れた状態で投薬する場合は、説明時に袋から出して患者さんに見てもらいましょう。

異なる名称を印字してしまった！

この事例の薬局では、散剤を分包したときに分包紙に薬品名を印字しています。調剤した薬の名称を印字するところ他の薬の名称を印字してしまった、というのがここで紹介する事例です。「名は体を表す」はずだったのに、「名」を間違えたことで「名は体を表さない」調剤になってしまいました。

1 事例紹介 【違う薬品名を印字してしまった！】

　患者さんは1歳になったばかりの男の子（体重10kg）。お母さまと一緒に薬局に来てくれました。アトピー性皮膚炎のため継続して下記処方が出ており、定時薬として4週間分ごとに調剤しています。お母さまによると薬を嫌がらずに上手に飲んでくれるとのことでした。

> **Rp.** トラニラストドライシロップ5%　1g　分3毎食後　28日分

　この薬局では散剤を分包するときには、分包紙に薬品名を印字しています。分包紙にグラシン紙を使っているので中身が識別しやすくなっています。散剤分包機のパソコンに薬品名を入力すると、その文字が印字されます。初めて分包する薬であれば薬品名を手入力して、以後も使うようなら保存しておきます。以前使ったことのある薬であればデータが保存されている可能性があり、薬品名のリストから選択します。このときは、リストから薬品名を選択しました。

　ところが実際の分包紙には、「トラニラスト」ではなく「プランルカスト」という文字が印字されていました。調剤した薬剤師、鑑査・投薬し

た薬剤師ともに、分包紙の印字が間違っていることに気付きませんでした。

　3日後にお母さまから電話があり、「今日から飲ませようと思って出してみたら中身は同じように見えるのだが、（分包紙の）薬の名前がいつも飲んでいるのとは違っている」とのこと。この3日間は手持ちの薬を飲んでおり、今日から次の調剤分を飲ませようと薬袋から取り出したときに気付いたということです。確認したところ、中身はトラニラストドライシロップで正しかったのですが、印字を間違えていたことがわかりました。取り換えに来てくださるとのことでしたので、正しく印字したものを作り直してお待ちし、取り替えることができました。

2　エラーの原因を探してみよう！

　散剤分包機は、最大包数が45包の横型でヘラで均して分包するタイプです（自動散剤分包機ではありません）。今回の処方は1日3回、28日分でしたので84包にしなければなりません。分包機の最大包数を考え、14日分（42包分）ずつ2回撒くことにしました。2回同じことを繰り返す必要があり、なかなか手のかかる調剤です。調剤者は84包分作るのに気を取られ、印字の確認を怠ってしまいました。散剤鑑査支援機器のジャーナルも確認しましたが、調剤した薬は正しいため印字間違いに気づくことはできませんでした。

> 原因①：調剤に精一杯で印字まで気が回らなかった。
> 原因②：印字は合っているものを思い込んでいた。
> 原因③：普段から印字の確認をしていなかったのかもしれない。

　元はと言えば、パソコンで印字する薬品名を選ぶときに選び間違いをしていたのです。ここでの選び間違いがなければエラーは起きなかった。しかし、たとえ初期に選び間違いというエラーを起こしても、どこか

で見つけて止めることができる体制が必要なのは言うまでもありません。

> 原因④：トラニラストとプランルカストのイメージが似ていた。
> - 最後の２文字が「スト」
> - どちらもアレルギー疾患の薬
>
> 原因⑤：④により調剤者の中で薬品名がすり替わってしまったのかもしれない。
>
> 原因⑥：鑑査者は、84包分の鑑査に精一杯で分包紙の印字まで気が回らなかった。

3　今日から始めるエラー防止策

「分包紙の情報間違い」を起こしてもエラーを発見するにはどうしたらよいでしょうか。

①処方箋と分包紙の印字を照合する。

→鑑査者に回す前の自己鑑査です。計数調剤で行うのと同じように行います。

②渡すとき、印字を読みあげる。

→調剤者が鑑査者へ渡すとき「プランルカストです」と伝えます。すると鑑査者が「え？　トラニラストだけど」となって気が付きます。

③薬品名を見えるように折りたたんでトレイに入れる。

→鑑査者が見えやすいようにすることでエラーを発見しやすくします。

④いつもの薬でも患者さんに説明する。

→「今日はいつもと同じでトラニラストという薬が出ていますね。薄い黄色の粉薬です」と言いながら薬を見せたときに、薬剤師自身が「あれ、プランルカストと書いてある」と気付きます。

POINT

似たような名前の薬ですが、効能効果が若干異なります。患者さんの症状を知り薬の効能効果と組み合わせることでエラーに気付くことができるかもしれません。

トラニスト DS
- 気管支喘息
- アレルギー性鼻炎
- アトピー性皮膚炎

この子はアトピーだから
プランルカストではないね。

プランルカスト DS
- 気管支喘息
- アレルギー性鼻炎

薬袋：入れ間違えると、飲み間違える！

この事例は、1日3回の薬を朝食後服用の薬袋に入れてしまったため、朝食後しか服用しなかったというものです。処方箋監査をしっかり行い、間違いなく調剤を行っても、最後の最後で薬袋に入れ間違えてしまったらどうなるでしょう。患者さんは薬袋を見て服用しますから、薬を飲み間違えてしまいます。

 1 事例紹介 【薬袋入れ間違いで朝の分しか飲めなかった！】

　85歳女性患者さんです。漢方薬の他に数種類の内服薬が処方されており、錠剤などの内服薬は一包化しています。漢方薬の処方は、ツムラ抑肝散エキス顆粒（医療用）7.5g/1日3回毎食後28日分でした。

　この患者さんの場合、一包化薬があるため、薬袋は服用時点ごと（朝食後、昼食後、夕食後）に分けていました。28日分処方ですので各薬袋に該当する一包化薬と漢方薬を28包ずつ入れるべきところ、漢方薬をすべて朝食後の薬袋に28日分（84包）入れてしまいました。昼食後、夕食後の薬袋には、一包化薬のみで漢方薬は入っていない状態でお渡ししました。

（正）

薬袋の種類	一包化薬	漢方薬
朝食後	あり（28包）	あり（28包）
昼食後	あり（28包）	あり（28包）
夕食後	あり（28包）	あり（28包）

（誤）

薬袋の種類	一包化薬	漢方薬
朝食後	あり（28包）	あり（84包）
昼食後	あり（28包）	なし
夕食後	あり（28包）	なし

患者さんは朝食後にはいつも通り漢方薬を飲みましたが、昼食後と夕食後は漢方薬が入っていなかったので服用していませんでした。施設入所の方でしたので、施設に薬をお届けしてから1週間後、施設の方から昼と夕の漢方薬が入っていないと連絡があり、調剤エラーがあったことがわかりました。施設の方は「体調が良いので減ったのかと思っていた」そうです。薬を服用しなかったことによる体調変化はありませんでした。

2　エラーの原因を探してみよう！

①調剤薬が「PTPシート等」の場合と「一包化薬」の場合では、薬袋の取り扱いが異なっていた。

　通常PTPシート等で調剤した場合は、服用方法と処方日数で薬袋を分けています。例えば、1日3回毎食後28日分の薬と1日2回朝夕食後28日分の薬があれば、薬袋を2枚用意し、1日3回毎食後用と1日2回朝夕食後用にします。

　一包化薬の場合は上記と異なり、処方日数が同じであれば薬袋は服用時点ごとに「朝食後」「昼食後」「夕食後」等として準備します。さらに漢方薬等散剤がある場合は、必要量を該当する服用時点の薬袋に入れるという方法をとっています。

> エラーの法則：（何でも）方法が混在すると間違いやすい

②窓口調剤の合間に施設調剤を行っていた。

　数人で切り盛りしている保険薬局では、薬局窓口に来られる患者さん用と在宅患者さん用とを分けて調剤するほどの場所や薬剤師を確保できない場合が多いでしょう。窓口患者さんの調剤を優先的に行いつつ、合間を見て在宅患者さんの調剤を行うこともあるでしょう。そうなると一人の患者さんの調剤の途中で薬剤師が変わってしまうことだっ

てあるかもしれません。あるいは1人の在宅患者さんを担当していて
も、途中までやっては窓口患者さんの調剤をし、また続きをやっては
中断し、という状況も考えられます。このような状態であれば、集中
力が途切れて薬袋を入れ間違えてしまうことがないとは言えません。

> エラーの法則：（何でも）作業が中断すると間違いやすい

　今回の事例では、施設の方に服用薬に関する情報が十分に伝わって
いなかったことも考えられます。いつもと同じ薬であること、あるい
は変更になった場合は変更点をしっかり伝えていれば、エラーを早く
発見できたかもしれません。

3　今日から始めるエラー防止対策

　薬袋の記載間違いではありませんが、薬袋への「入れ間違い」を起こ
さないためにはどうしたらよいでしょう。

①集中して施設の調剤ができる環境（時間・場所・人員など）を整える。

②薬袋作成方法と調剤時の薬の束ね方を同じにする。
→一包化薬で服用時点ごとの薬袋の場合、その他の薬も服用時点ごと
　に束ねてトレイに入れる。

**③薬を減らす（薬が少なければ慌てないし勘違いも減る。よって入れ
　間違いも減る）。**
→ポリファーマシー対策として不必要な薬を減らしましょう。
　・すでに処方意図がわからなくなっている、飲まなくても困らない
　　……中止を提案する

- 同種同効薬が処方されている……片方の中止を提案する
- 高齢者に成人量が処方されている……減量を提案する
- 飲み方が複雑すぎる……飲み方を単純にすることを提案する
  （今回処方した漢方薬は食前もしくは食間服用ですが、飲みやす
  さを考えて食後の指示でした）

④電子薬歴に連動できる場合、タブレット等で出来上がり図を写真撮影して保存する。

→写真を撮ってビジュアル資料とし、調剤や鑑査の際に利用します。
　一目瞭然でとても便利です。

⑤施設の担当者の方へ情報を伝える。

→口頭で伝えてもたくさんの利用者がいるので覚えきれません。見て
　わかるようにしましょう。

目盛りの印を間違えた！

> この事例は計量調剤で起きたエラーですが、「薬袋の記載間違い」の仲間です。
> 液剤の調製は間違っていませんでしたが、計量カップの目盛りに付けた印の位置
> を間違えたというものです。目盛りに付けたマジックの印は、用法の指示そのも
> の。目盛りが間違っていれば、服用量も間違ってしまいます。

 1 事例紹介① 【投薬瓶の目盛りを間違えた】

10歳の患者さん（小児）です。耳鼻咽喉科からシロップ剤が処方され
ました。

> **Rp.** ケトチフェンフマル酸塩シロップ0.02%
>
> 　　　　　　　　 10ml　1日2回　朝食後・就寝前　4日分

　この薬局では、液剤を調製する場合は全量に最も近い投薬瓶を使い、
投薬瓶の肩まで賦形剤として常水を加えます。投薬瓶は30ml、60ml、
100ml、200mlがあり、今回は60mlの投薬瓶を使いました。どの目盛り
を使うかを選んだら、油性マジックで底から肩まで縦のラインをなぞ
り、目盛りの上に付いている番号にもクルッと○を付けて、患者さんが
何種類かある目盛りのどれを見たらよいのかをすぐわかるようにしてお
きます。

　今回の処方は1日2回、4日分ですから、全量を8分割して服用します。
そのため8分割するのに最も適した目盛りを選びます。しかし、調剤し
た薬剤師は12分割（つまり1日3回4日分）の目盛りにマジックで印をつ

けました。他に1日3回の薬も処方されており、勘違いしてしまったとのことでした。

　鑑査・投薬を担当した薬剤師は小児薬用量に問題がないか、シロップの量と賦形の仕方に問題がないかを確認することに注意が向き、マジックの線を確認しませんでした。お母様には「マジックの線一つ分が1回分です」とお伝えしました。説明している最中に気付いたため、お渡しする前に対応することができました。

2　事例紹介②　【計量カップの目盛りを間違えた】

　生後2か月の患者さん（乳児）です。小児科からシロップ剤が処方されました。

> **Rp.** L-カルボシステインシロップ5%
>
> 2.7ml　1日3回　毎食後　7日分

　賦形剤として単シロップを1回0.1ml（1日0.3ml）加えます。実際にお渡しする薬としては1回量1ml、1日量3ml、7日分ですので全量は21mlです。調剤した薬剤師が計量カップを準備する決まりになっていましたが、このときは計量カップのことをすっかり忘れていました。

　鑑査・投薬した薬剤師は、計量カップもスポイトもないことに気づき、自分で準備しました。その際、1mlの目盛りにマジックで印を付けるところ、1日量である3mlの目盛りに印を付けてしまいました。ラベルに1回1mlと書いてあったのですが、お母様には、計量カップを示しながら「1回3ml飲ませてください」とお伝えしました。3日後の再受診時、薬局へお越しになり、「1回3ml飲ませていたら、7日分あるはずの薬がもうなくなってしまった」とのこと。空の投薬瓶と計量カップをお預かりして確認したところ、計量カップに付けた印が間違っていたこと

がわかりました。患者さんは7回に渡り、3倍量の薬を服用していたことになります。

▷ 3 エラーの原因を探してみよう！

　事例①では、2種類の液剤を調製しました。服用方法は、1つが1日2回、もう1つが1日3回です。計数調剤と比べ、計量調剤は時間がかかります。早くしなければと思い、立て続けに2種類の薬を調製しました。それからマジックを出して、先に1日3回の投薬瓶に印をつけ、次に1日2回の投薬瓶に印を付けました。調剤した薬剤師は1日2回の薬にマジックで印を付けるとき、なぜかわからないが1日3回だと勘違いしてしまったようだ、と言っていました。1本ずつ調製してはマジックで印を付けていたら、間違いを防げていたかもしれませんね。鑑査者が引っかけられれば良かったのですが、目盛りの確認を怠ってしまいました。

> 原因①：2種類をまとめて調製し、まとめてマジックで印を付けた。
> 原因②：鑑査者は目盛りを確認しなかった。

　事例②では、液剤を調製した薬剤師が計量カップやスポイトを準備する決まりだったのを、次の液剤が待っていたのでしょうか、すっかり忘れてしまったことがエラーに繋がりました。また、鑑査者は調剤者に声をかけず自分で対応したため、目盛りの印をダブルチェックしませんでした。さらに、お母さまに説明するとき、ラベルに書かれていたこと（1回1ml）と違うこと（1回3ml）を伝えてしまいました。

> 原因③：調剤者が計量カップやスポイトを付けるのを忘れた。
> 原因④：鑑査者が自分で直してしまった。
> 原因⑤：ラベルを見て、見せて、指導しなかった。

4　今日から始めるエラー防止対策

　投薬瓶や計量カップの「記載間違い」を起こさないためにはどうしたらよいでしょう。

①1本ずつマジックで印をつけるところまで終わらせる。

→まとめて調製し、まとめて印をつけると他の情報に気持ちを引っ張られてしまいます。

②間違いがあったら自分で直さず、調剤者に直してもらう。

→調剤者も自分のエラーを知ることができます。

→調剤者に直してもらえない状況であれば、自分で直した後に誰かに見てもらいましょう。それも難しい場合は、指差し確認、声出し確認をして自己鑑査をしっかり行いましょう。

③患者さんに見せながら、説明する。

→処方箋を見せながら、投薬瓶を見せながら、計量カップを見せながら、ラベルを見せながら説明しましょう。

10

薬袋の記載間違い

3 入力間違いから薬袋誤記へ

この事例は、レセコンへの入力を間違えたことにより薬袋誤記につながった、というものです。現在、多くの薬局が、処方箋入力を行った際のデータを様々な機器に飛ばし、入力したデータを活用しています。便利になった反面、入力間違いを起こせば繋がっているところにも間違いが発生することを意味しています。

1 事例紹介 【投与部位を間違えた！】

58歳の男性患者さんです。整形外科から貼付剤が処方されました。継続処方です。

> **Rp.** ロキソプロフェンナトリウムテープ100mg
> 21枚　1日1回使用　1日3枚まで使用可　腰・膝ほか

上記処方によれば、使用部位は『腰』と『膝』、そして『ほか』です。1日3枚までですから『腰』に1枚、『膝』に1枚、『ほか』に1枚でしょうか。『ほか』というのが使用部位として認められていればということになりますが、この処方が出ていることを考えるとある程度緩やかな運用なのでしょう。

入力者はしっかり処方箋を見て入力しましたが、薬袋、薬情、お薬手帳用シール（以下手帳シール）には『膝』と『肩』、そして『など』と印刷されていました。うーん、何だか目がクラクラしますね。

〈処方箋〉
1日3枚
使用可
腰・膝ほか

入力間違い

〈薬袋〉
1日3枚
使用可
膝・肩など

〈薬情〉
1日3枚
使用可
膝・肩など

〈シール〉
1日3枚
使用可
膝・肩など

　鑑査者は、処方箋には『腰・膝ほか』となっていましたが、薬袋の『膝・肩など』を見たとき、『ほか』という記載があるので、『肩』を含め色々なところに使うんだなと思いました。さらに、事務スタッフが患者さんに確認して入力したのだろうと思い、微妙に異なってはいましたがそのまま鑑査を終了しました。投薬者はいつも通りの薬であったため、特に使用部位を患者さんに確認したり、説明したりすることなく他のお薬と一緒にお渡ししました。

　後ほど念のため入力者に確認したところ、患者さんには確認していないとのこと。ただの入力間違いだったことがわかりました。患者さんへ連絡しましたが、いつも通りに使っておられ、薬袋等の差し替えは必要ないとのことでした。

　今回は大事に至らずに済みましたが、外用剤2種類の使用部位を反対にしてしまったら、1回服用量を間違えてしまったら、患者さんに不利益が発生する恐れがあります。薬袋鑑査を忘れずに行いましょう。

2　エラーの原因を探してみよう！

　入力間違いを起こすと、薬袋、薬情、手帳シールなどの印刷物全部に影響が出てしまいます。まずは、薬袋をしっかり確認しましょう。薬袋に間違いがあれば、薬情や手帳シールも間違っていることがわかります。それだけでなく、お会計も変わってしまうことがありますので、入力間違いをしない、入力間違いを発見する、ことは重要なことです。

　ところで、薬局では入力したら「確定」ボタンを押す前に再度自分で指差し確認する決まりになっていました。ところが簡単な入力であった

ため、指差し確認せずに「確定」を押しました。

> 原因①：使用部位を入力する際、異なったコードを選択した。
> 原因②：「確定」ボタンを押す前に指差し確認しなかった。

　鑑査者は、処方箋の記載と薬袋の記載が異なっていることに気付いていたにもかかわらず、誰にも確認しませんでした。入力者を信頼するのは良いことですが、記載内容が異なる場合はやはりきちんと確認すべきです。患者さんにも服薬指導の場で使用部位を確認することができたでしょう。いつもの薬であっても折を見て使用方法や使用部位、効果や副作用の確認をしましょう。

> 原因③：処方箋の指示と違っていたのに確認しなかった。
> 原因④：服薬指導時、患者さんに確認しなかった。

◢ 3　今日から始めるエラー防止対策

　入力間違いによる「薬袋の記載間違い」を起こさないためにはどうしたらよいでしょう。

①入力したら、「確定」する前に再度確認する。

→前回DOで引っ張ってきたときは、注意しましょう。医薬品名が同じに見えても規格が異なっていたり、処方日数が違っていたり、1種類減っていたりすることがあります。

→QRコードが利用できればスムースに入力することができます。しかし、入力者が最終確認することは必要です。

②推測で終わらせず、確認する。

→きっとこうだろう、きっと誰かが見てくれただろう、で終わらせて
　はいけません。各プロセスに関わった人は責任をもって確認しま
　しょう。

③間違いがあるかもしれない、と思って確認する。

→「合っているだろう」ではなく「間違っているかもしれない」という
　気持ちで確認します。

④服薬指導時は、患者さんに使用部位を確認する。

→部位の確認だけでなく、「腰の具合はいかがですか」「テープを貼る
　と少し楽になりますか」などの体調や効果の確認などもできますね。

POINT

※入力間違いを電子薬歴や鑑査支援機器の警告表示等で発見する
　ことができます。警告表示等が出たら、どこで間違いが起きた
　のかを必ず確認しましょう。

・薬品名を間違えた場合、鑑査支援機器で薬を照合した際にア
　ラームが出ます。

・用量を間違えた場合、処方箋監査上問題となる場合には電子薬
　歴にアラームが出ます。

手書きの指示を間違えた！

> 遠い昔、私は大学卒業後に大学病院薬剤部で研修生をしていました。薬剤部で最初に処方箋を扱うのは「薬袋作成係」です。ベテラン薬剤師さんたちが処方箋鑑査をしながら、手書きの薬袋を素早く作成していました。患者さんに渡す最終情報となる薬袋がいかに大切であるかを教えてもらいました。

1　事例紹介　【薬袋に書いた指示が間違っていた！】

　77歳の女性患者さんです。夕方に受診し来局されたため、当日のみ特別な服用指示となりました。薬袋印字機では当日のみの特別な服用方法を印字することができないため、通常の服用方法で印字した薬袋に、当日の飲み方を手書きで記載するという方法をとりました。

Rp.　①レボフロキサシン錠500mg	1錠	分1朝食後	3日分
本日はすぐに服用			
②ツムラ炙甘草湯エキス顆粒	6g	分2朝夕食後	3日分
ツムラ桂枝加芍薬大黄湯エキス顆粒	5g	分2朝夕食後	3日分
本日はすぐと就寝前に服用			

　翌朝、患者さんから薬の飲み方がよくわからないと電話がありました。お近くの方でしたのですぐに薬を持って来局してくださいました。薬袋を確認したところ、処方①の指示内容「本日は帰宅後すぐにお飲みください」が処方②の薬袋に、処方②の指示内容「本日は、帰宅後すぐと寝る前にお飲みください」が処方①の薬袋に記載されていました。

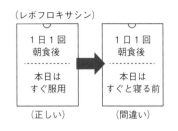
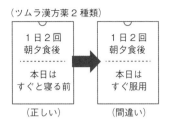

（レボフロキサシン）　　　　　　　　　　　　　　（ツムラ漢方薬2種類）

1日1回 朝食後 ―――― 本日は すぐ服用	1日1回 朝食後 ―――― 本日は すぐと寝る前	1日2回 朝夕食後 ―――― 本日は すぐと寝る前	1日2回 朝夕食後 ―――― 本日は すぐ服用
（正しい）	（間違い）	（正しい）	（間違い）

　患者さんは、昨日レボフロキサシン錠500mgを「帰宅後すぐと就寝前」に服用、そして本日朝に服用しました。3日分のはずが、2日目の朝には飲み切ってしまったのです。漢方薬は当日「帰宅後すぐに服用」しただけで就寝前は飲んでいませんでした。

　処方医に連絡したところ、「そのまま様子を見ましょう」ということになりました。レボフロキサシンの服用は終了とし、漢方薬は引き続き残りを服用してもらいました。

2　エラーの原因を探してみよう！

　エラーのきっかけはプリンターの不調でした。患者さんは次々いらっしゃるのに、プリンターの調子が悪く思うように印刷できません。詰まったり止まったりするたびに直しながらの業務でした。

　普段は患者さんごとの調剤用トレイに印刷物のセット（薬袋、薬情、領収書、明細書、お薬手帳のシール）を入れ、調剤が終わった処方箋と薬を該当する患者さんのトレイに入れて鑑査者に回します。このときは薬袋の印刷に手間取り2枚中1枚の薬袋が手元にありませんでしたが、他はすべて揃っているため最終鑑査を始めました。特別な指示を書いたりゴム印を押したりするのは、鑑査者です。鑑査者は先に届いていた処方②（漢方薬）の薬袋に、処方①（抗菌剤）の指示内容を書いて待機していました。やっと印刷し終わって後から届いた処方①の薬袋に、まだ書いていなかった処方②の指示を書き込んだという次第です。先に処方①

の薬袋が出ていたら間違えなかったかもしれません。

> 原因①：薬袋印字機が不調だった。
> 原因②：先に処方②の薬袋が届き、次に処方①の薬袋が届いた。
> 原因③：薬袋をよく確認せずに指示を書いた。

　鑑査した薬剤師は薬を薬袋に入れる際、書いたばかりで印象に残っている手書きの指示内容に合わせて薬を入れました。「本日はすぐと寝る前服用」だから漢方薬。「本日はすぐ服用」だから抗菌剤。というわけで反対に入れてしまいました。服薬指導時、薬袋と薬のセットが逆になっていることに気付いて慌てて戻したのですが、気持ちが動揺しており薬袋の手書きの指示内容が間違っていることに気づきませんでした。

> 原因④：印象に頼って薬袋に薬を入れた。
> 原因⑤：エラーが重なっていたため混乱してしまった。

3　今日から始めるエラー防止対策

　手書きの指示を間違える「薬袋の書き間違い」を起こさないためにはどうしたらよいでしょう。

①機器類のトラブルに対応できるようになる。

　→機器類のメンテナンスを行い、不調はすぐに修理しましょう。それでもトラブルは発生します。よくあるトラブルは、誰でも対応できるようにしておきましょう。

②いつでも処方箋に戻る。頼るのは処方箋。

→自分が慌てていることに気付きましょう。イライラしていたら要注
意、エラーの一歩手前です。気持ちを処方箋に戻しましょう。最後
に行きつくところは処方箋です。

③患者さんへの説明を十分に行う。

→今回のように特別な指示がある場合、患者さんへの説明は丁寧に行
う必要があります。薬袋に書いた特別な指示を手で示しながら伝え
ると良いです。最後に「ご不明な点はございますか」と確認するこ
とで、1日1回と書いてあるのになぜ今日は2回飲むのだろう、と
問いかけてくださるかもしれません。

抗癌剤の服用開始日を間違えた！

この事例は、抗癌剤の服用開始日を間違えて薬袋に書いてしまった、というものです。患者さんにも間違えて伝えたため、「服薬指導の誤り」も同時に発生してしまいました。添付文書通りの服用方法ではあったのですが、今回は休薬期間延長の指示が出ており、短い休薬期間での服用となってしまいました。

 ## 1 事例紹介 【抗癌剤の休薬期間を間違えた！】

85歳女性の患者さんです。4週間ごとに受診し、○月11日の受診後に来局されたときのお話しです。再発乳癌として下記の処方がありました（継続処方）。患者さんはお一人で薬局に来られましたので、患者さんとの会話が頼りでした。

Rp. ①レトロゾール錠2.5mg

1錠　1日1回朝食後　28日分　（○月12日より服用）

②イブランス® カプセル125mg　1カプセル

1日1回朝食後　21日分　（○月19日より服用）

レトロゾール錠は毎日服用しています。主治医はもう1つの薬に服用開始日を入れることから、レトロゾールについても服用開始日を記載していました。

イブランス® カプセルは、通常、3週間連続服用し、その後1週間休薬します。副作用が現れた場合は、患者さんの状態を見ながら休薬、減量などを行うので、必ずしもこのサイクルではない場合があります。

今回、患者さんから特段のお話しもなく、すっかりいつも通りと思い込み、次のサイクル分として「3週間服用し、1週間休薬する」という指示（○月12日より服用）を薬袋に書き込みました。いつも通り、受診日翌日からイブランス®カプセルも飲み始める、という指示です。

ところが今回の処方内容はなんと、イブランス®カプセルを1週間遅れ（前回処方と合わせて考えると2週間の休薬）で服用するという指示！確かに処方箋を見れば、レトロゾール錠は12日から、イブランス®カプセルは19日から服用する、と書いてあります。にもかかわらず、3週間飲んで1週間休むというサイクルに気を取られ、19日から服用という指示を12日から服用と勘違いしてしまいました。

(イブランス® カプセルの服用指示)

	1週目	2週目	3週目	4週目		5週目	6週目	7週目	8週目	9週目
正	服用	服用	服用	休み		休み	服用	服用	服用	休み
誤	服用	服用	服用	休み		服用	服用	服用	休み	服用
	前回処方分					今回処方分				

数日後にご本人が来局され、「今回は2週間休薬する予定だったが、間違えて12日から飲んでしまった。娘に言われて気が付いた」とのこと。主治医に報告し、イブランス®カプセルを中止し、1週間後に受診して検査をすることになりました。検査の結果問題はなく、服薬再開となりました。

▍2 エラーの原因を探してみよう！

薬剤師として、イブランス®カプセルは「3週間服用し1週間休薬する」薬だ、という知識を持っていました。しかし、これはあくまでも通常の場合です。特に抗癌剤の場合は、副作用が出ないように、あるいは発現した副作用が悪化しないように一時中止や休薬期間を延ばすことが

あります。まずは、処方箋をよく読んで、添付文書の用法用量に則っているか、休薬期間が短すぎないかを確認しましょう。

原因①：処方箋をよく見ず、早とちりしてしまった。
原因②：体調によって休薬期間が延長される可能性を考えていなかった。

抗癌剤はハイリスク薬ですから、十分な服薬管理を行う必要があります。（社）日本薬剤師会「薬局におけるハイリスク薬の薬学的管理指導に関する業務ガイドライン」（第2版）によれば、抗癌剤に関し『患者に対する処方内容（薬剤名、用法・用量、投与期間、休薬期間等）の確認』を求めています。

患者さんからは特段のお話しがなかったということですが、処方箋には正しい指示が書いてありますし、患者さんからすれば「薬局では当然わかっているはず」と考えることでしょう。ご高齢の患者さんの場合、窓口での薬剤師の話がよく聞こえず、医師の指示と薬剤師の説明が異なっていることに気付かなかったことも考えられます。あるいは、医師の指示をよくおわかりになっていても、後から行われた薬剤師の指導が患者さんの記憶を上書きしてしまったかもしれません。

原因③：患者さんへの聞き取りが不足していた。
原因④：薬剤師の説明がよく聞き取れていなかったかもしれない。

3　今日から始めるエラー防止対策

服用開始日の「記載間違い」を起こさないためにはどうしたらよいでしょう。

①患者さんからの情報収集を怠らない。

→ハイリスク薬です。「いつも通りですね」で簡単に済ませず、常に丁寧な服薬管理をしましょう。

→ご高齢の患者さんに限らず、マスク着用などでこちらの声が聞こえづらい場合があります。質問に対する患者さんの回答があやふやな場合は、聞こえていない可能性があります。活舌よく、声の大きさやメリハリ、速さに気を付け、聞き取りやすいように工夫しましょう。

②服用日と休薬期間を患者さんと一緒に確認する。

→処方箋をよく読み、服薬カレンダーなどで可視化すると理解が深まるだけでなく、間違いに気づくことができます。

→服用開始日を薬袋、お薬手帳などに書き込み、患者さんやご家族と一緒に確認しましょう。万が一間違っていても気付いてもらうことができます。

③休薬期間の意味を理解する。

→休薬期間を挟むことで骨髄の働きが回復し、重篤な骨髄抑制を起こすことなく治療を続けることができます。

充填間違いは、多くの患者さんに影響する

　この事例は、自動錠剤分包機のカセットに異なる規格の薬を充填してしまった、というものです。充填間違いによる調剤エラーは、すぐに気付かないと多くの患者さんに影響を及ぼします。充填間違いを見つけることは難しく、エラーを防ぐためには発生源を押さえる対策が必要です。

1　事例紹介　【自動錠剤分包機のカセットに異なる規格が混入していた！】

1) 患者Aさん（85歳・男性）

　一包化調剤に時間がかかるため、毎回処方箋をFAXしてくださいます。今回もFAXを送ってくださいました。処方はいつも通り90日分ですが、処方内容は若干変更がありました。自動錠剤分包機を用いて一包化を行いました。夕方薬を取りに来てくださったAさんに処方内容の変更について説明し、90日分の薬をお渡ししました。

2) 患者Bさん（78歳・男性）

　Aさんが来局された約1か月後に患者Bさんの一包化を行いました。最終鑑査時、アトルバスタチン錠5mg「○○」が入っているべきところ、一部に10mg錠が混ざっていることがわかりました。作り直しをしましたが、自動錠剤分包機への充填間違いを疑い、Bさんがお待ちになっていたこともあり、アトルバスタチン錠5mgについては手撒きで一包化しました。

3）自動錠剤分包機のカセット内に違う薬が混入

　カセット内を確認したところ、アトルバスタチン錠5mg「○○」のカセットに10mg錠が22錠混入していました。5mg錠が処方されているのは、AさんとBさんのお二人だけです。Aさんの一包化薬にも10mg錠が混入している恐れがあるため、Aさんのお宅へ伺って薬を確認しました。残りの一包化薬の中から10mg錠が5回分（5錠分）見つかりました。在庫数から割り出したところ、Aさんは3回分（3錠分）を10mg錠で服用されていたと思われました。

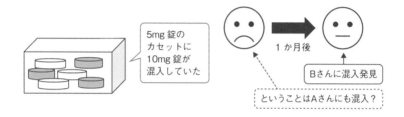

▌ **2　エラーの原因を探してみよう！**

　Aさんの一包化薬への10mg錠混入は、Bさんの鑑査時に初めて疑いがかけられました。本来なら、Aさんの一包化薬を鑑査しているときに発見すべきでした。ここでわかっていれば、Aさんが間違った薬を飲んでしまうこともなく、Bさんの一包化薬に混入することもなかったでしょう。

> 原因①：Aさんの一包化薬の鑑査が十分に行われていなかった。

　ところで、なぜアトルバスタチン錠5mgのカセットに10mg錠が混入したのでしょう。5mg錠は、一包化薬の患者さんのみ使用しておりバラ錠（500錠）を買っていました。片や10mg錠はPTP包装で調剤する患

者さんが多いため、PTP包装（500錠）を買っていました。もちろん10mg錠を一包化することもあるため、ある程度の数をPTP包装から取り出しカセットに充填していました。

　自動錠剤分包機はカセット内の薬が足りなくなると止まり、不足しているカセットの番号と薬品名を薬剤師に知らせます。薬剤師は、不足した薬をストック棚や調剤棚から取り出し、よく確認して充填します。充填間違いを防止するために、充填する薬のRSSコードとカセットのRSSコードをリーダーで読み取り照合する、カセットに張り付けた薬の情報（色・形・識別コード等）と照合するなどを行います。

　今回のエラーは、コードの照合が行われていないことから、分包中にカセット内の薬が不足し、バラ錠やPTP包装から取り出して充填した際に起きたものとは考えられません。

　おそらく一包化薬を作り間違えたか、予め準備していた分が不要となり、一包化薬をばらした後でカセットに戻すときに戻し間違えたのではないかと思われます。10mg錠のカセットを呼び出すところ、間違えて5mg錠を呼び出し、そこに10mg錠を戻してしまったのでしょう。

原因②：通常のプロセスではない方法で充填した。
原因③：薬をカセットに戻し間違えた。

3　今日から始めるエラー防止対策

　自動錠剤分包機のカセットへの充填間違いは、コードの照合をきちんと行うことで防止できるでしょう。今回の事例のように、不要になった一包化薬をばらしてカセットに戻すときが危険です。カセットへの戻し間違いによる「充填間違い」を起こさないためにはどうしたらよいでしょう。

①ばらした薬をカセットに戻さない。

→カセットに充填せず、手撒きすることで充填間違いそのものをなくします。

②ばらした薬に名札をつけておく。

→略語等を使わず、正式な薬の名称（規格・剤形含む）、メーカー名を情報としてつけておきます。

→同じ薬の空箱やPTP包装の一部を一緒につけておきましょう。コードの部分が付いていればカセットのコードを照合することができます。

③ばらすときに他の薬が混入しないようにする。

→落ち着いて作業できる時間、周りがごちゃごちゃしていない場所が理想です。

しっかり見るためには、明るさを確保（手元が暗いようならスタンドライト等を利用）しましょう。

2 軟膏とクリームは間違いやすい!

この事例は「規格・剤形間違い」に分類されるものですが、原因として外用剤キャビネットのケースへの「充填間違い」がありました。薬を充填するという行為そのものは簡単ですが、実は最大限の注意を払って行わなければなりません。そのためここでは「充填間違い」に分類し事例を検討していきます。

 1 事例紹介 【ケース内に軟膏とクリームが 混在していた!】

　47歳の男性患者さんです。久しぶりに受診なさった皮膚科から今回は下記処方が出ました。庭仕事をしていたところかぶれてしまったので受診したとのこと。確かに手の甲や前腕に赤くかぶれた箇所がありました。受診なさった皮膚科は薬局の主たる処方元医療機関ではなく、処方された薬はあまり調剤しないものであったために、薬局では先発品のみを在庫しています。

> **Rp.** リンデロン®-V軟膏　10g　1日2回　両手　かぶれているところ

　調剤者は、処方薬がこの1剤のみだったため処方箋を鑑査台に置いたのちに、外用剤キャビネットから薬を取り出して、鑑査台に乗っていた当該患者さん用のトレイに入れました。薬局では鑑査支援機器を使っておらず、鑑査者がすべてを担っていました(鑑査支援機器を使っていても鑑査者が責任をもって鑑査することは言うまでもありません)。実は、調剤者が持ってきたのは2本とも「リンデロン®-Vクリーム」だったので

すが、「リンデロン®-V」という名称、5gという大きさ（5g×2本で調剤）、キャップの色などから正しいものと判断しました。患者さんには、「今日はリンデロン-Vという薬が出ています。」とお伝えし、剤形はお伝えしていませんでした。患者さんとの会話では、薬効は同じなので違和感はありませんでした。

�▶ 2　エラーの原因を探してみよう！

　充填に絞ってエラーの原因を考えてみます。錠剤棚のケースや外用剤キャビネットのケース、自動錠剤分包機のカセット内に薬が少なくなると、別の場所に保管している同薬剤を充填します。この薬局では、充填時は特にダブルチェックすることはなく（自動錠剤分包機を除く）、薬剤師がケースに書かれた医薬品名と充填する医薬品名を確認して行っています。

　今回の事例は、外用剤キャビネットのケース内に包装（10本入り）から取り出して入れていた「リンデロン®-V軟膏」が少なくなってきたため充填しようとして、誤って「リンデロン-Vクリーム」を充填してしまった、というものです。充填時、患者さんは不在で時間的には余裕があり、明らかにエラーが起きそうな要因は見当たりませんでした。

原因①：余裕があったため、集中力が切れていた。

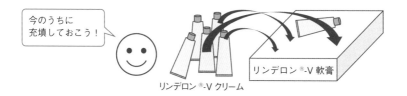

今のうちに
充填しておこう！

リンデロン®-V クリーム

リンデロン®-V 軟膏

　余裕があったのになぜエラーが発生したのでしょうか。リンデロン®-V軟膏とクリームは、キャビネットの上に10本入り包装を在庫と

して置いてありました。在庫は隣同士に置かれており、取るときに間違えたのかもしれません。ケースも隣同士に並んでいましたので、充填する際にケースの医薬品名をよく確認せずに間違って入れてしまったことも考えられます。充填するときはケースを取り出すことなく、包装から取り出した5gチューブを無造作に1〜2本ずつ入れていきました。

> 原因②：在庫を棚上から取るときによく確認しなかった。
> 原因③：充填する際、ケースの医薬品名との照合を疎かにした。
> 原因④：ケースの中の薬を見ずに充填した。
> 原因⑤：先入先出しの状態にせず、充填した誤った薬がすぐに調剤さ
> 　　　　れてしまった。（気付く機会が少なかった。）

◣ 3　今日から始めるエラー防止策

「充填間違い」による別物調剤を起こさないためにはどうしたらよいでしょう。

①包装のまま保管（充填）する。

→外用剤キャビネットや錠剤棚下部の引き出しなど、保管・陳列する場所に合わせてできるだけ中身を取り出さない保管方法を考えます。10本包装の箱のまま保管すれば充填の手間も省けます。

→2種類ある場合、片方をケースに入れ、残り片方を包装のまま保管してもよいでしょう。

②充填を行う時間帯を決める。

→忙しい時間帯に薬が足りなくならないよう、朝の調剤開始前（前日閉局時でもOK）に充填を終えておきます。落ち着いて充填作業を

行えるだけでなく、調剤中にストックから薬を出さなくてはいけないイライラからも解放されます。

③ケースを取り出して充填する。

→充填する薬のケースを棚やキャビネットから取り出して充填します。中に入っている薬が良く見えるため、追加した薬が異なっていれば気が付きます。

④手に取って鑑査する。

→外用剤などはざっと目視することが多いかもしれませんが、患者さんにとっては大切な薬です。一つひとつ手に取って間違いないか確認しましょう。

3 ケースへの戻し間違いで エラー発生！

間違って取り出した薬や処方変更で不要になった薬を棚やキャビネットのケースに戻すことがあると思います。この事例は、薬を異なるケースに戻してしまったことが原因となって起きたものです。調剤エラーが起きたときは見つけて直しておしまいではなく、再発防止まで丁寧に対応しなくてはなりません。

 1　事例紹介　【異なったケースに薬を戻してしまった！】

　81歳の女性患者さんです。いつも来てくださっている患者さんで、月1回定期的に受診なさっています。今回は内科医院から定時薬（血圧、便秘）のほか、風邪の症状があり上気道炎と診断され下記処方が出ました。熱はなく、鼻の症状とのどの痛みがあります。

> **Rp.**　カルボシステイン錠250mg　3錠　分3　毎食後　5日分
> 　　　アセトアミノフェン錠200mg
> 　　　　　　　　　　　喉が痛いとき　1回1錠　6回分　1日2回まで
> 　　　アズレン含嗽用顆粒0.4%　1.5g　15包　1日3回

　カルボシステイン錠250mg錠は、全部で15錠必要です。錠剤棚のケースの奥から10錠シートを1枚、手前のポケット部分から3錠続きのものと2錠続きのものを取り出しました。2錠分を10錠シートの錠剤と向き合わせて乗せ、3錠分を錠剤が外側を向くように2錠の上に乗せて輪ゴムで束ねました。アセトアミノフェン錠200mgはカロナール®錠200を6錠、アズレン含嗽用顆粒0.4%は1.5g分包品を15包取り出しまし

た。鑑査支援機器を通したところエラーは出ずに、その後鑑査者が確認しましたが問題はありませんでした。定時薬と今回の臨時薬をお渡しして患者さんはお帰りになりました。

　次にカルボシステイン錠250mgを調剤したとき、カルボシステイン錠250mgのケースの中にムコダイン®錠250mgが混ざっていることに気付きました。朝、先発品希望の患者さんが来局されたのでムコダイン®錠を準備しておいたのですが、本日より後発品の調剤で良くなった方がいらっしゃいました。そのため新たにカルボシステイン錠を調剤し鑑査、投薬を行いました。

　鑑査者から渡された不要になったムコダイン®錠（42錠）をケースに戻したのですが、ムコダイン®錠であると認識していたにもかかわらず勘違いして、カルボシステイン錠のケースに戻してしまったのです。ムコダイン錠は40錠（10錠シート4枚）がそのまま混在していましたので、2錠分を間違えて投薬したことがわかりました。

▌2　エラーの原因を探してみよう！

　調剤後に処方変更があって準備した薬を使わず、新たに調剤することがあります。あるいは、取り間違えて自己鑑査や最終鑑査で発見され、新たに取り直すということもあるでしょう。

　この事例はコピー処方箋と薬歴から先発品希望の患者さんということで先にムコダイン®錠を準備していましたが、後から後発品に変更するという事象が発生しました。後発品希望の確認をしていることがわかっていれば調剤を待つことができたでしょう。

原因①：後発品希望の確認をすることが調剤室に伝わっていなかった。
原因②：今回も先発品が希望だろうと思い込んでいた。

さて、本題の戻し間違いについて考えてみます。この薬局では取り間違いや処方変更で不要になった薬はすぐケースに戻さず、一旦箱や缶など所定の場所に保管します。そして手が空いたときに薬剤師がダブルチェックしながら戻します。この時は所定の箱に入れずそのままケースに戻していました。薬を間違えたわけではなく、処方変更になったわけでもなかったので所定の箱に入れるという考えを持っていませんでした。

理由の如何を問わず使わなかった薬は所定の箱に入れ、後で戻していたら戻し間違いを防げていたかもしれません。所定の箱に入れてもすぐに戻したのでは調剤の記憶が生々しく、勘違いが起こりやすいでしょう。閉局時や翌朝など時間が経ってから戻した方が気持ちの切り替えができるのではないかと思います。

鑑査者ですが、輪ゴムを外さず束ねたままで名称、規格、錠数を確認していました。内側に入っていたムコダイン®錠（2錠分）については数のみの確認になってしまいました。

> 原因③：所定の箱に入れなかった。
> 原因④：そのためダブルチェックで戻さなかった。
> 原因⑤：輪ゴムを外さず内側の薬の確認をしなかった。

束ねた内側に異なった薬が入っていたことで、鑑査支援機器ではエラーがでなかったことも発見を難しくする要因の1つとなりました。

◥ 3　今日から始めるエラー防止策

「戻し間違い」による別物調剤を起こさないためにはどうしたらよいでしょう。

①取り間違いを減らす。

→原因となる取り間違いを減らせば、ダイレクトに戻し間違いを減らすことができます。

②戻すときは医薬品名を一文字ずつ確認する。

→ダブルチェックができない場合は、ケースの表示と戻す薬をくっつけて一文字ずつ確認します。

③少し時間を置いて落ち着いたら戻す。

→すぐに戻さず時間を置いて、気持ちがニュートラルなときに戻しましょう。

④中に入っているものと比べる。

→ケースを下ろし、中に入っている薬と見比べることで間違いを見つけやすくなります。

まさか、こんな異物が入っていたとは！

分包機をきれいに掃除したのに、ほんの1粒違う色の粒が混入していたり、白い粉の中にポチッと入っているのです。目を凝らして見ていくと、またポチッと見えてきたりします。あ〜、やり直しですね。さて今回は、こんなものが異物でした、という少し変わった2例を用意しました。

 1 事例紹介 【こんな異物が入っていました！】

事例1）ターボブラシの一部？

6歳の男の子が風邪をひいて受診し、いくつかの薬が処方されました。そのうちのレバミピド顆粒（薬局で分包）の1つに、5mm程度の黒い繊維状のモノが混入していました。鑑査者は、秤量鑑査はしっかり行ったものの、顆粒の色、形状等外観のみをざっと確認して問題なしと判断しました。

このときは実務実習生が来ており、計量調剤（散剤）は中堅薬剤師が担当しましたが、計数調剤は実習生にお願いしました。鑑査者は、自身が指導薬剤師だったこともあり、実習生が担当した計数調剤に注意が向いてしまい、中堅薬剤師が調剤した散剤を一包ずつ丁寧に確認していませんでした。

患者さんのお母様からご指摘があり、異物混入があったことがわかりました。異物は確かに入っているのですが、その異物に対し思い当たるところがまったくありません。そこで、分包機のメーカーに調査してもらったところ、ターボブラシの可能性が高いということで、分包機内4か所のターボブラシを交換してもらいました。

事例2）セーターの一部？

　87歳女性患者さんです。7種類の薬を服用しているため一包化にしていました。8週間分の一包化薬を作り息子さんにお渡ししました。2週間ほど経った頃に息子さんから電話があり、ある一包の中に細い黒色の毛糸のようなものが入っているとのこと。後日息子さんが持参してくださったものを確認したところ、確かに1cmほどの黒い毛糸のようなものが入っていました。一包化するときには毎回錠剤のカセッターを掃除してから行っています。髪の毛とは性状が異なり、一包化を調製していた薬剤師の衣服（セーター）から落ちた毛糸が混入したものと考えられました。

▶ 2　エラーの原因を探してみよう！

　どんなにベテランの薬剤師が調剤した散剤であっても異物混入の確認をしなければなりません。なぜなら、ターボブラシの片りんのような小さな異物が混入する可能性は十分にあるからです。日頃から手入れをしていたにもかかわらず片りんが混入してしまったなら、最終鑑査で押さえるしかありません。

> 原因①：日頃の手入れを怠っていた（かもしれない）。
> 原因②：中堅薬剤師が調剤したので安心していた。
> 原因③：鑑査の手順を逸脱し、異物混入のチェックをしていなかった。

　ユニフォームの袖口からセーターのもこもこが出ていると、異物混入の原因となります。セーターだけでなく、服の袖は白衣の中に納まっているのが正しい状態です。髪の毛も混入しやすい異物の1つです。薬局によっては調剤するときキャップをかぶるところもあります。

原因④：ユニフォームの袖から服の袖が出ていた。

　薬剤師の意識はどうだったでしょうか。異物混入はもちろん良くないけれども、他に比べてたいしたエラーではないと考えるかもしれません。しかし、これは大きな間違いです。その可能性は低いにせよ、有害なものが混入するかもしれません。気の緩みが大きな事故につながります。

　また、薬剤師がその資格を生かして調剤した薬について、患者さんは信頼を寄せています。まさか異物が混入しているとは思わないでしょう。私たちもスーパーで食品を買うとき、その食品に異物が混入しているとは思っていないのと同じです。いやそれ以上かもしれません。

原因⑤：異物のチェックを軽く考えていた（かもしれない）。

3　今日から始めるエラー防止策

　小さな思いもよらない「異物混入」を起こさないためにはどうしたらよいでしょう。

①分包機の掃除を必ず行う。

→掃除を手順の中に組み込んで必ず行います（使用の都度、毎日閉局後、週末の閉局後など）。
　散剤分包機にフィルターが付いていることを知らず、まったく掃除をしていなかった薬局がありました。隙間なく粉が詰まったフィルターを見て絶句したことがあります。

②エアコン・散剤台集塵等のフィルターの掃除も必須！

→エアコンの吹き出し口からほこりが飛ぶことがあります。

③「ふわ・もこ」セーターを白衣の袖口等から出さない。長い髪は束ねる。

→冬場、ふわふわもこもこしたセーターを着て白衣を着ていると、袖口や襟元からセーターが大きく飛び出していることがあります。薬剤師だけでなく、事務スタッフも含め全員で気を付けましょう。

④異物が混入していないかしっかり鑑査する。

→注意していても入ってしまうのが異物です。鑑査では、異物混入の確認を省くことはできません。見えにくい場合は、白い紙の上や明るいところで鑑査するなど工夫したり環境を整えたりしてみましょう。

他の薬の間に挟まっていた！

> この事例は、調剤した少量の錠剤がシートのまま他の錠剤のシートの間に挟まっていたという一風変わった異物混入です。調剤は適切に行われていましたが、薬を入れたトレイの中で何かが起きたようです。ある薬の束に他の薬が挟まっており、異物混入となりました。

1　事例紹介　【他の錠剤のシートの中に潜んでいた！】

　76歳の女性患者さんです。関節リウマチで整形外科を受診後、ご本人が薬局に処方箋を持って来てくださいました。継続服用している薬です。2種類の薬とも4日分の処方ですが、週1日のみ服用するため4週間分に該当します。

> **Rp.** フォリアミン® 錠（5mg）
>
> 　　　　　　1錠　1日1回夕食後　4日分（毎週火曜日）
>
> 　　　メトトレキサートカプセル2mg
>
> 　　　　　　2cap　1日2回朝夕食後4日分（毎週月曜日）

今回の調剤を流れに沿って見ていきましょう。

①**調剤時**：フォリアミン® 錠は10錠シートから4錠分（2行2列）を切
　　　　　り離した。メトトレキサートカプセルは2連のシートを4枚
　　　　　とり輪ゴムで束ねた。

②**鑑査時**：フォリアミン® 錠が見当たらず、薬を入れたビニル薬袋や
　　　　　鑑査台の上、鑑査台の下等周辺を探したが見つからなかっ

た。調剤者に確認したところ「調剤した」と言われた。患者さんがお待ちなのでひとまず探すのを後にし、フォリアミン®錠4錠を再度調剤してもらい、鑑査した。

③**投薬時**：患者さんに薬を見せながら説明した。

④**投薬後**：後刻、再び鑑査台周辺を探したがフォリアミン®錠は見つからなかった。

⑤**数日後**：患者さんから電話があり、メトトレキサートカプセルを服用しようと思い輪ゴムを外したら、中にフォリアミン®錠が4錠挟まっていた、とのことだった。

　この事例では、最終鑑査者に薬が渡るまでの間にフォリアミン®錠がメトトレキサートカプセル2mgの束の隙間に入り込んでいました。そして入り込んだ薬はどこかに引っかかってしまって出てくることもなく、そのまま行方不明となってしまいました。

2　エラーの原因を探してみよう！

　メトトレキサートカプセル2mgの数量を確認する際、束ねていた輪ゴムを取らず、外観だけで数を判断しました。そのため数は確認できても、内側の異常には気付きませんでした。

　また、フォリアミン®錠を探す際に、メトトレキサートカプセルの薬袋に入れてしまったかもしれないと思って確認しましたが、ビニール薬袋の外側から確認したため、隙間に挟まっていたフォリアミン®錠を見つけることができませんでした。

> **原因①**：鑑査者に渡すまでに調剤用トレイを丁寧に扱わなかった（ので挟まってしまった）。
> **原因②**：最終鑑査で輪ゴムを取らず外観のみで判断した。

原因③：想定外だった（他の錠剤のシートの間に挟まっていることが
　　　　あるかもしれない）。

3　今日から始めるエラー防止策

　他の薬の間に挟まる「異物混入」を起こさないためにはどうしたらよ
いでしょう。

①トレイの中で薬を並べる。
→調剤者が自己鑑査するとき、トレイの片側に薬を処方箋通り上から
　順に並べておくと鑑査者も見やすくなります。「調剤忘れ」もすぐ
　に発見できます。

②トレイの中の順番を決める。
→お薬手帳の間に薬が挟まっていたという事例もありました。手順に
　合わせ、薬や処方箋その他帳票、お薬手帳などの重ねる順番を決め
　ておくとよいでしょう（マイルールでもOK）。

③最終鑑査は、束ねた輪ゴムを外して行う。
→輪ゴムを外して破損や汚損なども確認しましょう。PTPシート10錠
　のうち1錠が他の薬だったという事例も聞いたことがあります。

POINT

　メトトレキサートカプセル服用時に葉酸製剤を併用することがあ
ります。「メトトレキサートを服用する患者さんへ」（日本リウマチ
学会発行）では、「葉酸製剤について」のページで下記のように説明
しています。服薬指導の際に参考になります。是非全文をお読みく

ださい。

Q5：葉酸を飲むことがあると聞きました。なぜでしょうか。

• 副作用を防ぐために処方されます

　メトトレキサートは葉酸の働きを阻害することにより効果をあらわしますので、副作用の中には例えば、口内炎、吐き気、下痢、肝機能の異常など、葉酸の働きが阻害された影響により生じるものがあります。これらの副作用は、メトトレキサートの投与量が多くなるにつれておこりやすくなりますが、葉酸を補給してあげると防ぐことができます。

Q6：どのような場合に飲むのでしょうか。

• メトトレキサートの量が多いときや、副作用がでやすい方に処方されます

　一般的には、メトトレキサートを週8mgを超えて服用するときは、副作用の予防目的で、葉酸製剤（フォリアミン®）を併せて服用します。通常、メトトレキサートを最後に服用した翌日あるいは翌々日に葉酸製剤を服用します。

調剤薬の半分は期限が切れていた！

この事例は、調剤した薬のうち約半分が期限切れだった、というものです。昨日まで飲んでいた薬が今日を境に期限切れとなっても、1日後に突然効果がなくなるわけではありませんが、患者さんにお渡しする薬としては、言うまでもなく不適切ですね。

1 事例紹介 【2か月分の薬のうち、半分は期限が切れていた】

　34歳女性患者さんです。自己免疫性疾患でステロイド治療を行っており、下記の処方が出ていました。以前より服用しており、今回も維持療法として前回と同じ量が処方されました。

> Rp. プレドニゾロン錠5mg　1錠　1日1回/朝食後　56日分

　処方箋発行日（仮にX年6月1日）と同日に調剤を行い、処方箋監査、レセコン入力、薬剤調製、最終鑑査、服薬指導まで問題なく終了しました。この時点では、期限切れということには全く気が付いていませんでした。

　56日後の7月27日に再び患者さんが来られ、前回と同じ内容の処方箋をお持ちになりました。薬局では殆ど調剤しない薬であったため、在庫管理システム上で在庫数を確認したところ、使用期限が6月となっていることに気が付きました。つまり6月30日服用分までは期限内ですが、7月1日以降の服用分（27日分）については期限が切れているという

ことになります。

　患者さんには、前回お渡しした56錠は使用期限が6月末であったこと、そのため7月1日以降の服用分については期限切れの状態であったことを説明しました。残薬を確認したところ5日分（5錠）をお持ちとのことでしたので、新しい薬を5錠お渡しし、次回来局時にその5錠を持ってきていただくことにしました。念のため体調変化について伺いましたが、問題ありませんでした。

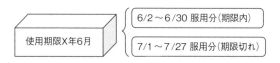

◤2　エラーの原因を探してみよう！

　もちろん薬局では在庫している薬の期限管理を行っていますが、どこで手違いが起きたのでしょう。直近の期限チェックは、X年3月末に行っています。その前はX－1（前年）年9月。半年に1回の棚卸の際に期限のチェックも一緒に行っています。

　薬局では使用期限の管理を以下のように行っていました。

> ①半年ごとの棚卸で、期限が1年未満のものをチェックする。
> 　• 期限を書いた注意票を外箱などに貼る。
> ②半年ごとの棚卸で、期限が6か月未満のものをチェックする（①の注意票が付いている）。
> 　• 通常の保管から、期限切迫品として専用の箱に入れ替える。
> 　• 専用の箱に入れ替えたものは、リストを作成しスタッフに周知する。

　そもそも期限切迫品というのは、在庫したものの処方量が少なく、期限が切れる恐れのある薬です。

そのため、定期的に使用期限を確認し、期限が近いものは外箱に注意票を貼るなどして注意喚起をしています。

　6月1日の調剤時、プレドニゾロン錠は専用の箱ではなく、調剤棚のカセットから取り出したことを調剤者ははっきり記憶していました。つまり、期限切迫品としての取り扱い（期限が6か月未満なので専用の箱に入れる）がされていなかったことになります。言い訳のようですが期限が切迫しているとは思っていませんでしたから、調剤時に外箱の使用期限を確認していませんでした。

原因①：棚卸時に期限の確認をしていなかった。
原因②：期限の確認をしていたが、見落としていた。
原因③：（期限切迫品なのに）専用の箱ではなく通常の調剤棚に保管した。
原因④：滅多に出ない薬なのに、調剤時に期限の確認をしなかった。

　ところでX年6月が使用期限であれば、X－1年9月の棚卸ではすでに期限が1年未満となっていたはずです。そうであれば外箱に注意票をつけるなどの注意喚起を行う必要がありました。

原因⑤：注意票を付けなかった。あるいは付けた注意票が外れてしまった。

3　今日から始めるエラー防止対策

薬の「期限切れ」を出さないためにはどうしたらよいでしょう。

①期限を管理する手順やルールを決めておく。
→決まりがないと対応する人によって基準が異なり、また見落としも

多くなります。期限をチェックする担当者を決めておいても良いでしょう。

②日々の納品時には、前回納品分より期限が短くなっていないか、十分な期限があるかを確認する。

→期限は〈メーカー→卸→薬局〉と運ばれるうちにどんどん短くなっていきます。

③在庫管理システムを利用する。

→棚卸時の目視だけでなく、データを用いて期限の確認を行うと漏れが少なくなります。

例）期限を3か月以内、6か月以内、1年未満などと絞り込み、該当する薬のリストを作成します。

注意

　この薬局の場合、卸から出庫時に送られてくるデータは、出庫した薬のデータです。実際は「すでに薬局にある薬」と「今日薬局に入庫した薬」の複数の期限が存在していますが、卸の出庫時にデータが上書きされる場合、最新の情報のみが反映されることになります。システムだけで管理していると複数期限の短いものを見落とする危険があります。

シップ薬の期限が切れていた！

この事例は、めったに調剤しない湿布薬の期限が切れていた、というものです。頻繁に調剤する薬は回転が速く期限のことなど考えなくてもよいことが殆どです。しかし、めったに調剤しない薬は期限が切迫している、もしくは期限が切れてしまっているという可能性があります。

1 事例紹介 【滅多に調剤しない湿布薬の期限が切れていた】

　68歳男性患者さんです。腰痛で整形外科を受診し下記処方が出ました。初めての処方です。主たる処方元医療機関ではなく、少し離れたクリニックの処方箋でした。患者さんは、定時服用薬はありませんでしたが、時々来局してくださっていた方でしたので、今回も整形外科の処方箋をお持ちくださいました。

> Rp. モーラスパップ®XR240mg　28枚　1日1回1枚　腰部に貼付

　処方箋発行日および調剤日は3月20日です。処方箋監査、入力、調剤、最終鑑査まで問題なく行いました。患者さんへは、今回モーラスパップ®XR240mgは初めての使用でしたので「接触皮膚炎又は光線過敏症」についての説明を行い、お会計も済ませて何事もなくお帰りになりました。この時点では、誰も期限切れに気が付いていませんでした。
　翌日、モーラスパップ®XR240mgはあまり調剤することがありませんでしたので、管理薬剤師が状況を確認したところ、箱に「期限切迫4月

まで」という注意書きが貼ってあるのに気付きました。中身を確認してみると、なんと「4月期限」のものだけでなくすでに期限が切れている「1月期限」のものも混在していることがわかりました。患者さんへ、「1月期限」のものをお渡しした可能性があるため、電話連絡し確認してもらったところ、4袋全てが「1月期限」のものであり、お渡しした時点ですでに期限が切れていたことがわかりました。患者さんは1枚お使いになっていましたが特に問題はなく、早速ご自宅を訪問して期限の長いものに交換しました。

◢◤ 2　エラーの原因を探してみよう！

　前頁の事例と同様、もちろん薬局では薬の期限管理をしています。半年に1度の棚卸しと日々の検品時、また先入れ先出しの徹底などを行っていました。しかし、期限切れの薬を渡してしまうというエラーが発生したのは、在庫管理にどのような問題があったのでしょう。

　モーラスパップ®XR240mgは普段ほとんど調剤することがない薬です。主たる処方元医療機関は内科・循環器科ですが、腰痛や肩こりなどで貼り薬を希望される患者さんがいらっしゃいます。その場合、多くは他の製品が処方されるのですが、モーラスについてはテープ剤が多く、パップ剤が処方されることはまずありませんでした。

　今回取り揃えを行ったスタッフは、他医療機関からの処方箋であること、テープ剤と間違えないことに注意が向いており、期限のことは考えていなかったということでした。通常は、期限が切れた薬は処分しますので、在庫品の中に期限切れが存在しているとは思わないでしょう。剤形を間違えないことに注力していたのは理解できるなぁと思いました。

> 原因①：期限切れの薬が調剤薬として普通に保管管理されていた。

ただし、「期限切迫4月まで」という注意書きが箱に貼られていました。調剤時にパップ剤の期限を確認することができたのではないかと思います。「4月まで」という注意書きを見て大丈夫と判断したのでしょうが、念のため見ておいても良かったですね。もしかしたら注意書きが注意を引かなかったのかもしれません。注意書きに気付かなかった可能性もあります。

　さらに実際の注意書きとは異なり、「4月期限」の箱の中にすでに期限が切れてしまっている「1月期限」のものが入っていたという問題もあります。注意書きを書き直さなかったのかもしれません。どちらにしても注意書きと中身が異なっていたことは確かです。

> 原因②：注意書きを見なかった。注意書きに気が付かなかった。
>
> 原因③：注意書きを見たが、それ以上確認をしなかった。
>
> 原因④：期限切迫品という情報が鑑査・投薬する薬剤師に伝わっていなかった。
>
> 原因⑤：箱の中に期限が切れたものと期限切迫品の2種類が混在していた。

◤ 3　今日から始めるエラー防止対策

　今回のような「期限切れ」を起こさないためにはどうしたらよいでしょう。

①期限が異なるものを混在させない。

→期限に限らず、異なる物を混在すれば間違いやすくなります。多少保管場所を取るかもしれませんが、きっちり分けて保管しましょう。

②期限切迫品であれば、調剤時に期限を確認する。

→切迫品でも期限が近い場合には調剤しないことがあります。調剤時に再度期限を確認しましょう。

③期限切迫品であるという情報を鑑査・投薬する薬剤師に伝える。

→患者さんにも期限が近いことをお伝えする必要があります。必ず情報を共有しましょう。

④注意書きは、注意を引くように書いて貼る。

→注意票が古くて破れていたり、見づらかったりするかもしれません。気が付いた時に貼り替えましょう。また、注意を引くように大きくわかりやすく書き、見えるところに貼りましょう。

POINT

モーラスパップ®XR240mgの「XR」とは？

（インタビューフォームより）
1日2回製剤との区別のため、接尾字に「XR」を付した。「XR」は、本剤の用法・用量が1日1回で薬物が持続放出することから、Extended Release を由来としている。

その人は、別の人かもしれません！

この事例は、お名前を確認して薬を渡したのに、持って帰ったのは違う患者さんだった、というものです。「患者間違い」は、最後に患者さんへお渡しする段階で起きるエラーです。エラー防止策は、調剤室だけでなく、投薬カウンターや待合室も含めて必要です。

 1　事例紹介　【違う患者さんだということに気付かなかった！】

　82歳の女性患者Ａさんのお話しです。薬剤師が患者Ｂさんのお名前をお呼びすると、すぐにＡさんが投薬カウンターへいらっしゃいました。薬剤師はお名前（名字）を確認しましたが「はい」というお返事。違う患者さんであることに気付かず、服薬指導を行いました。指導はスムースに行われ、病院で計った血圧は少し高めだったが自宅で計ると上が120くらい（82歳なので上が120は低すぎる気がします……）であることを確認しました。朝夕2回の服薬は飲み忘れもなく、残薬も手元に1週間分（もしもの時の分）で問題ありませんでした。Ａさんは薬を受け取って帰宅されました。

　さて、Ａさんのお薬ができましたのでお名前をお呼びしましたが、誰も取りに来られません。ご不在かと思って薬を残置薬の棚に保管しました。この後、事務スタッフが待合室で先程からお待ちの患者さんに声をおかけしました。

　なんと！　こちらが本物のＢさんだったのです。Ａさんに薬をお渡ししたとき、処方内容が異なっていれば服薬指導の際に気が付いたでしょ

うが、お二方とも降圧剤が処方されていました。そのため、服薬指導を違和感なく終了してしまい、患者間違いがあったことに気づきませんでした。

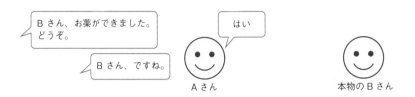

Bさんは、お名前をお呼びしたとき全く聞こえなかったとのことでした。86歳というご高齢ではありますが、薬歴には聴覚についての記載がなく、特別な配慮なしにお呼びしていました。

2 エラーの原因を探してみよう！

よく聞こえないことって、ありませんか？ はるか昔、体調を悪くしてクリニックを受診したときのこと。患者の呼び出しは医師が診察室からマイクを通して行っていました。お年寄りが多いクリニックですから、よく聞こえるようにマイクを使っているのだと思うのですが、誰を呼んでいるのかよく聞き取れません。音が割れる？ マイクやスピーカーの性能の問題？ マイクで呼んでも患者さんが来ないので、たいていは先生がドアまで来て肉声で再度呼び出していました。ベテランの患者さんであっても聞きづらかったようです。テレビや雑誌があってもリラックスできず、いつ呼ばれるかと緊張して座っていました。

その後、大学病院の眼科を受診した時のこと。たくさんの医師とたくさんの診察室。ここも先のクリニックと同様、それぞれの医師がマイクで患者を呼ぶのですが、こちらもかなり緊張を強いられました。呼び出しが重なって重唱のように聞こえる、早口の医師もいれば滑舌の悪い医師もいる。呼ばれて自分だと確信して立ち上がっても、どこの診察室な

のか番号を聞きもらしていたら辿りつけない。

　しかも診察室がたくさんあって、角を曲がった先の見えにくいところだったこともありました。待っているだけで疲れてヘトヘトになるという体験でした。あと何番くらいかを確認できる機械がありましたが、ご高齢の方はまったく使っていませんでした。

　さて話しを戻して、AさんとBさんの事例からエラーの原因について考えてみましょう。

原因①：聞き取りにくい呼び出しだった。
原因②：投薬カウンターでの患者確認が不十分であった。
原因③：投薬時、前回と同じなので薬品名を伝えなかった。
原因④：Bさんの『聞こえ』に関して把握していなかった。（Aさんの
　　　　『聞こえ』にも問題があったかもしれない）

3　今日から始めるエラー防止対策

　患者さんの「聞き間違い」による患者間違いを起こさないためにはどうしたらよいでしょう。

① 患者さんの顔と名前を覚える。

→処方箋だけ、薬だけ、パソコンだけ見て仕事をするのではありません。どのプロセスでも患者さんを思い描きます。顔と名前のわかる患者さんが増えると、仕事へのやりがいも増えます。

②待合室の状況を確認し、積極的に声をかける。

→調剤の状況と待合室の状況が異なるとき、長くお待ちの患者さんが

いらっしゃるとき、声かけすることでエラーに気付くことができます。

③呼び出しは滑舌よく。聞き取りやすい発声をする。

→マイクの場合は、患者さんの立場に立って自分たちで一度聞いてみましょう。ご高齢の方は、『聞こえ』に配慮し、目配りすることが大切です。

④呼び出し後の患者確認を必ず行う。

→投薬カウンターで再度フルネームを確認します。処方箋や薬袋の氏名を確認してもらうとよいでしょう。

⑤投薬時は、薬品名も伝える（薬学生4年次のOSCEでは必須）。

→薬袋や薬情を使った服薬指導をすることで聴覚だけではなく視覚情報も加わり、間違いを発見しやすくなります。

② 名前が似ていても、他人です！

　この事例は、患者さんのお名前があまりにも似ていたので、お渡ししたときに薬剤師も気が付かなければ取りに来られたご家族も気が付かなかった、というものです。幸い帰宅後にご家族が気付いて連絡してくださいました。気付くのがもう少し遅ければ、別の患者さんの薬を飲んでしまっていたかもしれません。

◢ 1　事例紹介　【よく似たお名前の患者さん】

　いつも来てくださっている78歳男性患者さんのお名前は、中谷陽一（ナカヤヨウイチ）さん。今回ナカヤさんに間違えて渡してしまった薬の持ち主は、中谷雄一（ナカタニユウイチ）さんでした（以下、違いをはっきりさせるためにA、Bをつけます）。【A：中谷陽一さん】は処方箋を受付に渡し、一包化薬で時間がかかるので帰宅なさいました。

　調剤が済んだ【A：中谷陽一さん】の薬は、鑑査終了後にトレイごと残置薬の棚に保管しました。そのとき、すでに残置薬の棚には【B：中谷雄一さん】の調剤薬が保管されていました。

　のちほど、【A：中谷陽一さん】のご家族が薬を取りに来られました。対応に当たった薬剤師が、残置薬の棚から【A：中谷陽一さん】の薬を取るべきところ、【B：中谷雄一さん】の薬を取り出し、ご家族へお渡ししました。お二人とも一包化薬だったため、ご家族も気付かずお帰りになりました。戻られてから薬局に電話があり、間違えてお渡ししていたことがわかりました。ご自宅に伺い、【B：中谷雄一さん】の薬を服用する前に【A：中谷陽一さん】ご本人の薬に取り換えることができました。【B：中谷雄一さん】の薬は、翌日ご家族が取りに来られ、間違いなくお

渡ししました。

　皆様には、名前が似過ぎて読みにくい文章だったかと思います。この事例を書きながら、自分でも登場人物の名前を書き間違えていないかと何回も見直しました。それくらい間違いやすいお名前でした。

2　エラーの原因を探してみよう！

　患者として病院へ行ったとき、先方がこちらの名前を言って確認するのではなく、こちらに名前を言わせて先方が確認するという経験をされた方はいらっしゃらないでしょうか。自分の名前を間違えることはないでしょうから、患者に自分の名前を言ってもらい、医療者がそれを聞いて確認するという方法です。

　入院すると患者間違いを防ぐため、すぐに氏名を記載したリストバンドを手首に付ける病院もありますね。滅多に起こることではありませんが、一旦患者間違いが起これば大変な結果を招きます。医療の現場では慎重に患者確認を行わなければなりません。

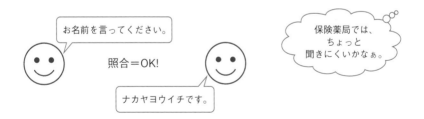

患者さんがご高齢で『聞こえ』に問題があったり、問題がなくても勘違いしてしまったりすることはあります。お薬を渡すときは、フルネームで患者さんのお名前を確認するのが基本ですが、それでも患者間違いが起こることがあるのは事例の通りです。

原因①：似すぎた名前の患者さんが同じ時間帯に来局された。

原因②：投薬時の患者氏名の確認が不十分だった。

ところでこの事例では、ご家族が薬を取りに見えたとき、受付で事務スタッフがお名前を伺い、調剤室にいる薬剤師に声をかけました。「ナカヤさん、薬を取りに見えられましたのでお願いします」と……。通常はこれで十分に通じ間違いも起きないのですが、「ナカヤさん」と聞いた薬剤師はいくつかあった残置薬から「ナカタニさん」の調剤トレイを取り出し服薬指導に向かいました。薬袋にフリガナは付いておらず、「ナカタニさん」の薬を「ナカヤさん」の薬だと思って疑いませんでした。

原因③：事務スタッフは患者氏名をフルネームで伝えなかった。

原因④：薬剤師は先に目に入ったナカタニさんの薬を見て、ナカヤさんの薬だと信じてしまった。

▷ 3　今日から始めるエラー防止対策

よく似たお名前の患者さんの「患者間違い」を起こさないためにはどうしたらよいでしょう。

①薬歴に類似氏名の患者さんがいることを記録する。

→トラブルがあってからの対処になるかもしれませんが、その時点で記録しておきましょう。

②スタッフ同士でも患者確認はフルネームで行う。

→残置薬の棚から取り出すときもフルネームを確認します。残置薬の置き方にも何か工夫できるといいですね。

③患者さん自身に名前の確認をしてもらう。

→処方箋や薬袋のお名前を手で指し示しながら「お名前の確認をお願いします」と伝えましょう。

④薬袋の患者氏名に振り仮名を入れる

→違う読み方をする漢字はいくつもあります。薬袋にフリガナをつけておくことができれば間違いを減らす助けになります。

⑤患者さんの顔と名前を覚える。

→地域に根差す薬局としていつも来てくださっている患者さん（ご家族）を覚えましょう。患者さんからも覚えてもらえるようになれたらいいですね。

3　他の患者さんの領収書でお会計

直接的な調剤エラーではありませんが、この事例は、次の患者さんの領収書を見てお会計をしたことにより680円も多く頂いてしまった、というものです。「患者間違い」は、たとえお会計の間違いであっても他の患者さんを巻き込んでしまうため、プライバシーの観点からも問題です。

1　事例紹介　【次の方の領収書の金額を頂いてしまった！】

　内科クリニックに通っている83歳の女性患者Aさんです。いつも来てくださっており、長いお付き合いをさせて頂いています。今回もいつも通り処方箋を受付け、調剤、鑑査、投薬を行いました。薬の飲み忘れや飲み間違いはなく、少しだけ雑談して服薬指導を終えました。その後、お会計を済ませたAさんはお元気にお帰りになられました。

　さて、この薬局では領収書と明細書は、1台のプリンターで印刷します。患者さんが続けていらっしゃると、何人分かの領収書と明細書が排出口に重なって置かれた状態になります。通常は一人の患者さんごとに排出口から取り出し、その患者さんの調剤用トレイに入れます。複数の患者さんの分が重なった時は仕分けしてそれぞれの患者さんのトレイに入れます。

　今回の事例ではAさんの領収書と明細書は印刷されていたのですが、Aさん用のトレイがまだ調剤室に届いておらずトレイに入れられない状況でした。そのためスタッフは鑑査台の上に領収書と明細書を直接置いておきました。そして準備ができたAさんのトレイを、よく見ずにそれらの上に乗せてしまいました。鑑査者はAさんの領収書と明細書が

ないことからまだ取り出していないものと勘違いし、プリンターの近くにいたスタッフが次の患者Ｂさんの領収書をＡさんのものだと勘違いしてトレイに入れました。

服薬指導を行った薬剤師がそのままお会計をしますが、領収書のお名前の部分を見ずに金額だけ見てお会計を行ったため、Ｂさんの領収書だったことに気付きませんでした。Ｂさんのトレイの鑑査時に領収書がなかったわけですが、印刷していなかったのだろうと思い、再度印刷してその領収書でお会計を行いました。後から、ごちゃごちゃの鑑査台の上からＡさんの領収書が見つかり、間違いがあったことがわかりました。

2　エラーの原因を探してみよう！

この薬局の調剤の流れは以下の通りです。

①事務スタッフが受け付けた処方箋をスキャンする。

②入力した処方箋と預かったお薬手帳、印刷した薬情・薬袋を調剤用トレイに入れて調剤室に回す。

③薬剤師はコピー処方箋で調剤を行い、鑑査台に並んでいる調剤用トレイに薬とコピー処方箋を入れる。

④プリンターの近くにいた人か鑑査者が印刷した領収書と明細書を調剤用トレイに入れる。

⑤最終鑑査を行う。

⑥最終鑑査者が服薬指導を行う。トレイに入っていた領収書を見て患者さんに金額を伝え会計を行う。

通常の流れで進んだときでも、エラーが起こりやすい箇所があります。

原因①：手順③で薬とコピー処方箋をトレイに入れる際、間違える恐れがある。

原因②：手順④で領収書と明細書をトレイに入れる際、間違える恐れがある。

この事例では、領収書と明細書を患者さんごとの調剤用トレイに入れるまでの手順がいつもとやや異なっていました（イレギュラーな流れ）。さらに環境的な面でもエラーを起こしやすい状況だったと言えるでしょう。鑑査台の上はいつも整理整頓して余計なものは置かず、鑑査しやすい状態にしておかなければなりません。

原因③：領収書と明細書をトレイに入れず、（ごちゃごちゃの）鑑査台に置いた。
原因④：領収書と明細書の上にトレイを乗せた。
原因⑤：渡す人も受け取る人も、十分確認をせずAさんのものと思い込んだ。
原因⑥：会計時、領収書の金額だけ見てお会計をした。

3　今日から始めるエラー防止策

帳票類の「患者間違い」を起こさないためにはどうしたらよいでしょう。

①最終鑑査前に、全ての氏名を確認する。
→調剤用トレイの中の全ての氏名を確認してから最終鑑査を始めます。

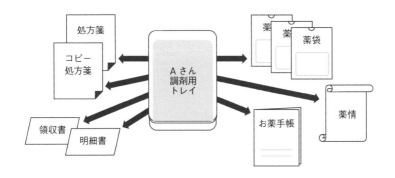

②自分で患者氏名を確認する。

→トレイに薬や帳票などを入れる人は自分で患者氏名を確認します（例：前述2. 手順③④）

③帳票類を迷子にしない。

→トレイが鑑査台になければ、受付で準備している当該患者さんのトレイに入れるなど、帳票類が迷子にならないようにします。

④整理整頓する。

→レセコン周り、鑑査台の上、プリンター周り、調剤台の上ほか、調剤に関わる場所は整理整頓していていつもきれいにしておきます。

⑤前回の金額と比較してみる。

→前回と同じ処方内容であれば、基本的には同じ金額になります。こんなところから帳票間違いに気付くことができます。

→前回と大幅に異なる場合は、その理由を一言付け加えると患者さんの満足度が高くなるでしょう。

**説明不足も
調剤エラーの1つです！**

ここでは、全国紙に掲載された薬の有害事象に関する記事を通して、服薬指導について考えます。薬剤師による患者さんへの情報提供が不十分であった場合、患者さんの不利益につながるおそれがあり、これも調剤エラーの一つとして考える必要があります。

 1　糖尿病新薬SGLT2阻害剤による脱水と急性心筋梗塞等

（2015年1月9日の朝日新聞から抜粋）
糖尿病新薬10人死亡　　脱水症など副作用4800件
　昨年4月以降に相次いで発売された新型の糖尿病治療薬を服用した患者10人が死亡していたことが、各製薬会社による副作用調査でわかった。因果関係は必ずしも明確でないが、脱水症を招き死亡につながったとみられる事例もあった。厚生労働省は適切な使用を呼びかけるため、添付文書を改訂するよう各社に指示する方針。←（添付文書は2015・1改訂）

　SGLT2阻害剤は利尿作用により脱水を起こす危険があり、脱水に続き脳梗塞を含む血栓・塞栓症等を発現した例が報告されています。当初想定していなかった皮膚障害の報告も多いとのことで、脱水症だけでなく皮膚障害についても注意する必要があります。
　添付文書では、【重要な基本的注意】の項で「本剤の利尿作用により多尿・頻尿がみられることがある。また、体液量が減少することがあるの

で、適度な水分補給を行うよう指導し、観察を十分に行うこと」となっています。【特定の背景を有する患者に関する注意】の項では、「脱水を起こしやすい患者（血糖コントロールが極めて不良の患者、高齢者、利尿剤併用患者等）」には注意するよう呼び掛けています。

　日本糖尿病学会のホームページで【SGLT2阻害薬の適正使用に関するRecommendation】（SGLT2阻害薬の適正使用に関する委員会）を読むことができます。「脱水・脳梗塞等」にも相当の文字数が割かれており、服薬指導の参考になりますのでぜひ確認してください。

▶ 2　服薬指導が不十分で患者さんに不利益が起こる例

1) SGLT2阻害剤……水分補給、シックデイの休薬について
　（Recommendation参照）。

（服薬指導）
＊脱水が現れることがあるので、水分をいつもより多めにとってください。発熱・下痢・嘔吐などがあるとき、食事を十分にとれないときは、薬はお休みして先生に相談してください。

●脱水症から血栓・塞栓症を起こす恐れがあり、死に至ることがある。

2) 黄体ホルモン・卵胞ホルモン配合剤……血栓症のリスクに対して
　2014年1月に月経困難症治療剤ヤーズ®配合錠による血栓症について、安全性速報（ブルーレター）が出ました。私は初処方の患者さんには血栓症についてお話ししますが「医師からそういう話は何も聞いていない」という方が多くいらっしゃいます。薬剤師が有害事象に関する情報提供を行うことの重要性を感じています。添付文書には下記の記載があります。

1. 警告

本剤の服用により、血栓症があらわれ、致死的な経過をたどることがあるので、次のような症状があらわれた場合は直ちに投与を中止し、適切な処置を行うこと。（症状：略）
患者に対しても、このような症状があらわれた場合は、直ちに服用を中止し、救急医療機関を受診するよう説明すること。

【重要な基本的注意】の項には「本剤服用患者には投与開始時及び継続時に以下について説明すること」として、血栓に関する注意事項が記載されていますのでご確認ください。

3) ケトプロフェン外用剤……光線過敏症への対応について

添付文書（重要な基本的注意から抜粋）	重大な副作用（IFから抜粋）
＊使用中は天候に関わらず、 ①戸外の活動を避ける ②日常の外出時も貼付部を衣服、サポーター等で遮光（白い生地や薄手の服は紫外線を透過させるおそれがあるので、紫外線を透過させにくい色物の衣服などを着用） ③使用後も当分の間、同様に注意すること ④異常が認められた場合には直ちに使用を中止し、患部を遮光する	＊貼付部を紫外線に暴露することにより重度の皮膚症状や色素沈着、色素脱失が発現し、さらに全身に皮膚炎症状が拡大し重篤化することがある。 ＊使用後数日から数か月を経過してから発現することもある。

薬剤師はこれらの内容を患者さんに説明し、次回受診時には注意事項が守れたかどうかを確認し、必要なアドバイスを行いましょう。

 3　今日から始めるエラー防止対策

薬剤師の「説明不足」から有害事象を起こさないためにはどうしたらよいでしょう。

①説明を省かない。

→使用歴のある患者さんだから説明しなくてもよい、ということはありません。勘違いしていたり、忘れてしまったりしていることもよくあります。

②患者さんに自分事として納得してもらう。

→生活状況に合わせた具体的な指導をしないと自分事として納得してくれません。

→忘れないようにリーフレットや患者向け医薬品ガイドなどを渡すのも良いでしょう。

③患者さんに実行してもらう。

→服薬指導時にモニタリングし、実行できなかった場合は理由を確認して一緒に対策を考えます。それでも実行できないようであれば、処方変更を視野に入れて処方医に相談しましょう。

モニタリング不足も調剤エラーの１つです！

ここでは、「前回Do」の患者さんに適切なモニタリングを行わなかったためにおかしなことが起きていた、という事例を２つ紹介します。「前回Do」の患者さんは、顔馴染みにもなり、よく理解しているはずと安心していると思わぬところに落とし穴があったりします。

1　事例紹介①　【目をパチパチさせていた！】

76歳の女性患者さんです。緑内障で受診しており、眼科から点眼薬が1剤出ています。朝と夜に点眼し、チモロールによる全身性の有害事象を回避するため点眼後は目頭を押さえるなど、使用上の注意もきちんと守っていらっしゃいました。

服薬指導を終えて、お会計をしながら何気なく「目薬をさしたら目をパチパチしないでくださいね」とお伝えしたところ患者さんはびっくり。「目をパチパチさせた方が良く効くと思って、ずっとパチパチしていたわよ」とのこと。その場で再度目薬の使い方を説明しました。患者さんは「今までの分はあまり効いていなかったのね」となぜか納得したような顔でお帰りになりました。

> **Rp.** コソプト® 配合点眼液　5ml　2本
> 1日2回、1回1滴、両目に点眼

点眼薬は患者さんにとっても馴染みのある剤形なので、自己流の使い方になっていることがあります。コソプト®配合点眼液の添付文書を見

てみましょう。

<8. 適用上の注意>
1) 点眼に際しては、原則として患者は仰臥位をとり、患眼を開瞼させ結膜嚢内に点眼し、<u>1～5分間閉瞼して涙嚢部を圧迫させた後開瞼すること。</u>
2) 本剤投与により高度の流涙を伴う眼刺激症状が発現した場合には、薬剤が洗い流され、所期の効果が得られないことがある。
3) 他の点眼剤と<u>併用する場合には少なくとも5分間の間隔をあけて投与</u>すること。
4) 薬液汚染防止のため、点眼のとき、容器の先端が眼やまわりの組織に触れないように注意すること。

POINT

　点眼剤を正しく使うのは結構大変です。出先で仰臥位を取って点眼することはまずありません。点眼剤をさして1分間も待っていられるかどうか。点眼液の先端がまつ毛に触れたかどうか自分では気が付かないかもしれません。

＊薬を行き渡らせようと思って目をパチパチしない。
　・涙と一緒に涙点から喉の方に流れてしまうので、目を閉じて目頭を押さえる。
＊1～5分と言われても、目を閉じているのでわからない。
　・スマホのアラーム機能を使う。キッチンタイマーを使う。ゆっくり100数える。
＊2剤以上使う場合、次々に目薬をささない。
　・1剤目が効く前に2剤目によって流されてしまう。5分程度あ

けて2つ目をさすのが難しい場合、もっと時間を空ける分には
大丈夫。思い切って時間を空けるのも可。

2　事例紹介②　【服薬していなかった！】

　74歳の男性患者さんです。4週間ごとに内科を受診し、薬も4週間分
ずつ処方されます。ここ数年は同じ薬を継続服用しています。前回の薬
歴を見ると、服薬状況は「問題なし」となっています。今回も「お薬は先
生の指示通りに飲めていますか」の問いには「飲めています」、「飲みに
くいことはないですか」に対しては「大丈夫」というお返事でした。とこ
ろが「お薬はご自宅に残っていないですか」と伺ったところ、**Rp2.** と
Rp3. が余っていることがわかりました。

> **Rp1.** エナラプリルマレイン酸塩5mg錠
>
> 　　　　　　　　　　1日1錠、1日1回　　朝食後　　28日分
>
> **Rp2.** タムスロシン塩酸塩0.2mg錠
>
> 　　　　　　　　　　1日1錠、1日1回　　朝食後　　28日分
>
> **Rp3.** モサプリドクエン酸塩水和物5mg
>
> 　　　　　　　　　　1日3錠、1日3回　　毎食後　　28日分

　患者さんは「血圧の薬は飲んでるけど、おしっこの薬はあまり効いて
いるような気がしないから飲まないこともある。胃の薬は本当はいらな
いんだけど先生がくれるからもらっている。いっぱい余っているよ」と
仰っていました。定期的な受診で薬も定期的に処方され、日数もきれい
に揃っていると、患者さんはしっかり服用していると思いがち。推測せ
ず、はっきり「お手元（おうち）に残っている薬はありますか」と確認す
ることが大切ですね。

3 今日から始めるエラー防止対策

　服薬指導のエラーの1つである「モニタリング不足」を起こさないためにはどうしたらよいでしょう。

①時々、正しく使えているか確認する。

→患者さんが勘違いやすい状況を予想し、指導の中に織り込みましょう。

②薬を飲んでいるかどうかは、患者さんに直接聞いて確かめる。

→質問の仕方によって答えが変わる場合があるので、質問方法を変えることも大切です。

　　例)「お薬は飲んでいらっしゃいますか？」

　　　……「飲んでいるよ」

　　「お昼の薬は飲み忘れしやすいのですが、いかがですか？」

　　　……「そうねぇ、出かけたときに忘れちゃうことはあるね」

　　「尿の薬は飲み始めてから6か月ほど経ちますが、効いている感じがしますか？」

　　　……「これ効かないからほとんど飲んでないけど、先生が出してくれるって言うからさ」

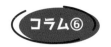

健康食品を確認しよう！

　サプリメントを含む健康食品を利用している方は多くいらっしゃることでしょう。新聞広告にも毎日のように「すっきり」「どっさり」「痛くな〜い」「○○飲んだみたい」など魅力的な単語が紙面を飾っています。処方薬との相互作用や重複をチェックするとともに、正しい健康食品の使い方をお伝えしていきたいものです。

1　事例紹介　【妊婦さん用サプリメントとは？】

　初めて来局された妊娠27週目の女性患者Aさん。初回お伺い票の併用薬の欄に【妊婦用サプリメント】と記載があります。処方箋は産婦人科クリニックから出ています。

Rp.	フェロミア®50mg錠	2錠	朝夕食後	28日分
	ムコスタ®100mg錠	3錠	毎食後	28日分

薬剤師：今日は貧血のお薬が出ていますね。

Aさん：以前から貧血気味なんですが、検査をしてやっぱり貧血ということで。

薬剤師：貧血を治療するための鉄剤と胃を荒らすことがあるので胃薬が出ています。

　　　　　サプリメントをお飲みのようですが、先生はご存知ですか。

Aさん：えーっと、最初に伝えましたけど、今も飲んでいることは言っていません。

薬剤師：そうですか。ところで「妊婦用サプリ」というのは具体的にど

のようなものですか。

Aさん：私が飲んでいるのは鉄と葉酸です。飲んだ方がいいかなと思って。

薬剤師：鉄と葉酸ですね。今回は先生から鉄剤が出ていますので、成分が重なってしまいますね。先生にお伝えしていないようであれば、サプリメントは中止して、今日のお薬をお飲みになってください。葉酸については、現在妊娠27週ですのでもう飲まなくて大丈夫ですよ。

Aさん：わかりました。サプリは別に飲まなくてもいいので、今日の薬だけにします。

POINT

　妊婦さんの葉酸摂取について、厚生省（当時）の通知を参考に簡単にまとめてみました。

＊児母第72号 健医地生発第78号 平成12年12月28日（別紙）
神経管閉鎖障害の発症リスク低減のための妊娠可能な年齢の女性等に対する葉酸の摂取に関する情報提供要領

摂取の目的：神経管閉鎖障害（多くは二分脊椎）の発症リスクを低減させるため

　　（神経管閉鎖障害とは、主に先天性の脳や脊椎の癒合不全のことをいう）

摂取時期：妊娠の1か月以上前から妊娠3か月までの間

　　（先天異常の多くは妊娠直後から妊娠10週以前に発生しており、特に中枢神経系は妊娠7週未満に発生することが知られている）

摂取量：食品からの葉酸摂取に加えて、栄養補助食品から1日0.4mgの葉酸を摂取

　　サプリだと過剰摂取につながりやすいため、医師の管理下に

2　事例紹介　【糖尿病患者さんが甘いココア！】

　60代前半の女性患者Bさんは、よく話して下さる明るい方です。糖尿病薬が複数処方されていました。なかなか血糖値が下がらず「今日も先生に怒られちゃったわ」と笑っていました。薬をきちんと飲むだけでなく、糖質を控えたバランスの良い食事や適度な運動が大切なことをお伝えしているときでした。甘いココアを飲んでいることがわかり、Bさんにとっては体に良くないことを説明し、納得していただきました。

薬剤師：最近はいかがですか。薬が少し増えていますが何かありましたか。

Bさん：あのね、ココアが体にいいってTVで言ってたから、ココアを
　　　　飲んでいるのよ。甘くないとおいしくないでしょ。なのに買っ
　　　　たココアが甘くないやつでね。だから砂糖を入れて甘くして飲
　　　　んでいるの。一日に3杯くらいかな。

薬剤師：……。

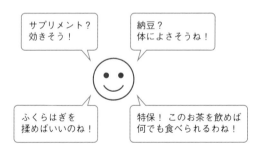

3　今日から取り組むエラー防止策

健康食品に関する取り扱いについて適切に指導するにはどうしたらよ

いでしょうか。

①売れ筋、流行りものをチェックしておく。

→患者さんから聞かれたとき見当もつかないと適切な指導ができません。

②患者情報をしっかり収集する。

→併用薬を確認する際、健康食品についても確認します。

③相互作用を確認する。

→健康食品の成分を確かめ、処方薬に影響がないか確認します。結果を薬歴に記載しましょう。

④健康食品の取り扱いの基本を知る。

→一般の消費者向けですが参考になります。

- 【健康食品の正しい利用法(厚生労働省医薬食品局食品安全部) 2013年3月】
- 【健康食品による健康被害の未然防止と拡大防止に向けて(厚生労働省、日本医師会、(独)国立健康・栄養研究所) 2013年9月】

⑤健康食品に頼りたい気持ちを受け止める。

→患者さんの気持ちを聞き取り、寄り添っていきましょう。

3 車の運転禁止を伝えていますか

自動車を運転中のドライバーの健康問題による事故が相次いでいます。ひとたび事故が起きれば、ドライバーのみならず多くの方が巻き添えとなります。薬剤師は、患者さんが薬の問題による事故等を起こさないように支援しなければなりません。本来関わるべきところを関わらずに事故が起きれば、調剤エラーと言わざるを得ません。

 1 医薬品服用中の自動車運転等の禁止等に関する患者への説明について

平成25年3月22日付で、総務省より厚生労働省に対し「医薬品等の普及・安全に関する行政評価・監視結果に基づく勧告」が行われました。その結果、自動車運転等の禁止等の記載がある医薬品について、次の措置を講ずる必要があるとの所見が示されました。

> 添付文書の使用上の注意に自動車運転等の記載がある医薬品を処方又は調剤する際は、医師又は薬剤師からの患者に対する注意喚起の説明を徹底させること
>
> （薬食総発0529第2号、薬食安発0529第2号、平成25年5月29日）

この勧告を受け、下記の医薬品が新たに注意喚起を行う必要があると判断されました（医薬品・医療機器等安全情報No308より）。同年11月26日付で添付文書改訂の指示が出され、現在の添付文書では「重要な基本的注意」の項に下記のように記載されています（改変）。それぞれ「患者等に十分に説明すること」となっています。

成分名	理由	注意事項
ドネペジル	意識障害、めまい、眠気等があらわれることがある	自動車の運転等危険を伴う機械の操作に従事しない。
レボフロキサシン、ベラプロスト、アジスロマイシン、オフロキサシン、ガレノキサシン、テラプレビル、ファムシクロビル	意識障害等があらわれることがある	自動車の運転等、危険を伴う機械の操作に従事する際には注意する。
ピルシカイニド、プロパフェノン、ベプリジル	めまい等があらわれることがある	自動車の運転等、危険を伴う機械の操作に従事する際には注意する。
アシクロビル、バラシクロビル	意識障害等があらわれることがある	自動車の運転等、危険を伴う機械の操作に従事する際には注意する。（＊）

（＊）腎機能障害患者では、特に意識障害等があらわれやすいので、患者の状態によっては従事させないよう注意すること。

2 エラーの原因を探してみよう！

　今まで見たり聞いたり体験した中から小さな事例を挙げてみました。それらの事例をもとに、どこに改善の余地があったのかを考えてみましょう。

　例1) PL配合顆粒を常備薬としている高齢の男性患者さん。

　服薬指導で運転しないようお伝えしても「今飲むわけじゃないからさ」と真剣に聞いてくれない。そのうち伝えるのをやめてしまった。（そもそも高齢患者さんにPL配合顆粒は尿閉の恐れがあり不向き）。

> 改善①：伝えるのをやめない（伝える方法を多様化する）。
> 改善②：とても心配していることを理由も含めて伝える。

　例2) 鼠経ヘルニアの術後痛が慢性化しブロマゼパムを飲むことになった40代の女性患者さん。

　お住まいの地域には公共交通機関が少なく、通勤に車の運転は必須。運転しないようお伝えしたが、それ以上はお話することができなかった。

改善③：一歩踏み込んで相談に乗る。

改善④：処方変更の提案も視野に入れ、処方医に相談する。

例3）耳鼻科で副鼻腔炎がなかなか治らない20代男性患者さん。

営業職のため仕事で車の運転をしている。セフェム系抗生物質からレボフロキサシンに変更になった。薬局では「運転注意」の場合には今まで指導をしたことがなかった。

改善⑤：リスクの高い方（仕事で毎日運転する）には伝える。

 ## 3 今日から始めるエラー防止対策

「説明不足」により患者さんが危険な目に合わないためにはどうしたらよいでしょう。

①確実に情報を伝える。

→情報を伝えることが初めの一歩です。理由をわかりやすく説明した上で、車の運転等に注意が必要か、運転等を避けるべきかを伝えます。ハイリスク患者さんは特に注意が必要です。

②対応可能な方法を患者さんと一緒に考える。

→患者さんの生活を考慮せず一方的に指導すると、結局は実施できずに事故につながってしまうおそれがあります。

③処方医に相談する。

→運転禁止の薬が処方され、どうしても運転が必要な場合は運転可能な薬への変更を提案します。

④あらかじめ患者さんに情報を提供しておく。

→花粉症の時期には、たくさんの患者さんが添付文書に『自動車運転
等の禁止等の記載』がある薬を飲むことがあります。薬局で「運転
を避ける薬、運転を注意する薬、運転の記載がない薬」のリストを
作成し、患者さんが持ち帰れるようにしておき、ご自身が飲む薬に
ついて検討してもらうとよいでしょう。そのリストを元に主治医に
相談してもらえれば、患者さんの安全がより担保されるものと思い
ます。

コンビニエンスストアの
事例から学ぶ

今回は調剤エラーではありませんが、聞き間違いから発生した説明間違いのちょっと変わった事例を紹介します。ウチの娘が大学生時代にバイト先のコンビニで体験したことなのですが、調剤エラー対策として考えてみるとおもしろうそうだなと思いましたので取り上げてみました。

 1　事例紹介　【のし袋と干しブドウ】

〈シーン1〉

　高齢の男性のお客さまが来店され、その足でレジカウンターにいたアルバイト（ウチの娘）に「のし袋ください」と仰いました。娘はとっさのことで《のし袋》という単語を聞き取ることができませんでした。さらにお客さまの状況や聞き取れた音声から、《のし袋》と推測することもできませんでした。

〈シーン2〉

　娘は何を思ったか《のし袋》を買いに来られたお客さまに、「干しブドウですか（さっきも干しブドウのお客さんが来たな）。レーズンでよろしいですね」と言って、案内をするためにレジカウンターから出ました。お客さんは「レーズンはいらない」と仰って帰っていかれました。

〈シーン3〉

　？マークの娘は、一緒に仕事をしていた副店長にいきさつを話しました。副店長は「僕は離れていたので良く聞き取れなかったけれど、干しブドウじゃなくて《のし袋》と言ったような気がする。聞き間違いだといけないので言わなかったけど……」ということでした。その段階で

「あっ、のし袋か」とやっと気が付いたのでした。

　翌日、この体験話を聞いたとき「これは調剤エラーと同じだ」と思いました。調剤エラーに限らず、さまざまなエラーに共通する部分がたくさんあると思ったのです。そこでこの話をもとに調剤エラーについて考えてみました。

▨ 2　エラーの原因を探してみよう

1）思い込みからの脱却

　娘は、《のし袋》のお客さまが来られるすぐ前に、良く似たご高齢の男性のお客さまから「干しブドウありますか」と聞かれていました。売り場に案内し、レジ打ちをし、干しブドウを袋に入れてお客さまにお渡ししました。その一連の流れが頭の中を通り過ぎたのでしょう。思い込みを起こした背景として以下が考えられます。

> ①〈○しぶ○○〉で2文字が重なる、1つ目の文字を母音で見ればno
> 　とho、さらに5つ目の文字は干しブドオと発音するならroとoで
> 　似ている
> 　調剤エラー対策……処方箋を見て調剤する（メモや記憶に頼らない）、
> 　　　　　　　　　　一文字ずつ鑑査を行う
> ②直前に干しブドウを買いに来たお客さまがいた。お二人ともよく似
> 　た方であったので、記憶がごちゃ混ぜになってしまった。
> 　調剤エラー対策……復唱する、相手の反応を観察する、深呼吸して
> 　　　　　　　　　　　リセットする、滅多に出ない薬が続いた場合は
> 　　　　　　　　　　　本当にその薬でよいのかと疑う

2）知識を増やす

　娘のボキャブラリーにおいて、残念ながら《のし袋》はかなり希薄な存在でした。実生活でも大学生の娘が自分で《のし袋》を使う機会は、今までほとんどなかったのです。学習する機会が乏しかったとも言えるでしょう。親として責任を感じるところです。嘆いていても仕方ありませんので、今回の失敗を糧に、同じような失敗を繰り返さないよう考えてもらいたいと思います。

①知識が不足している
　調剤エラー対策……生涯学習を怠らない、わからないことやおかしいと思ったことは必ず確認する、管理者はスタッフを教育する
②同じような失敗を繰り返さない
　調剤エラー対策……ヒヤリハットを含め調剤エラーの事例をしっかり検討し必要な対策をとる、他の失敗事例や工夫からも学ぶ

3）副店長さんの声かけ

　副店長さんは、なんか変だなという感じがしていたのでしょう。確証がないので踏み込めない。いきさつを聞けば、「そういうことだったのか。聞いてくれれば教えてあげられたのに」と思ったかもしれません。どうしようかなと思っている間に、事が進んでしまうことは日常でもあることです。一緒に働く仲間のちょっとした声かけがエラーを防ぐことにつながります。

①「干しブドウではなくて《のし袋》と言ったような気がする……」
　調剤エラー対策……職種、職位を問わずおかしいと思ったら必ず声をかける

②「聞き間違いだといけないので言わなかったけど……」

　調剤であれば……聞き間違いだといけないという思いを捨てる（聞
　　　　　き間違いかなと思ったということは何等かの違和
　　　　　感があったということ。違和感はエラーにつなが
　　　　　ることが多い）

3　事例を徹底活用しよう

　調剤エラーを防ぐためには、日ごろからリスクマネジメントに対する
感性を磨いておくことが重要です。他業界、他職種の事例も大変参考に
なります。

　今回はコンビニエンスストアの事例を取り上げましたが、最後にもう
一つ。先日、近くのコンビニで和菓子（お正月だったので紅白の道明寺）
を買いました（10：56）。家に帰って何気なく消費期限を見ると既に切れ
ていました（同日9：00）。購入時点ですでに消費期限切れだったのです。

　娘に聞くと、期限が切れている商品は通常、レジでバーコードを読み
取ることができないそうです。ただし季節商品などでバーコード読み取
りではなく手打ちするとレジに入力できることもあるそうです。さあ、
この事例から私たちは何を学ぶことができるでしょうか。

5 普通錠とOD錠は同じだけど違う！

銘柄名処方や一般名処方で後発品の類似剤形を調剤することがあると思います。この事例は、普通錠で処方されていたところをOD錠（口腔内崩壊錠）で調剤した際に起こりました。OD錠について適切な服薬指導を行わなかったために患者さんが飲むのに苦労していた、というものです。

 1 事例紹介 【OD錠は大きくて飲みにくい？】

　高齢の男性患者Aさんに服薬指導をしたときのことです。何種類かの薬が処方されていましたが、ランソプラゾールだけOD錠だったので他の薬も含めてどのように飲んでいらっしゃるかを尋ねました。その結果、意外な患者さんの返答に驚きと申し訳なさを感じつつ、OD錠の使い方を説明しました。この患者さんの場合はご高齢で唾液の分泌が少なく、飲みにくさを感じられたのかなと思います。

Aさん：この薬はさ、大きいじゃない。それで口の中で半分くらいに
　　　　　割って飲んでるよ。
薬剤師：そうでしたか。確かに大きいですよね。実はこのお薬は、水な
　　　　　しで舌の上にのせ唾液で湿らせてから舌で軽くつぶして、唾液
　　　　　でごっくんと飲んでいただくことができるお薬なんです。
Aさん：えっ、そうなの？　へぇ、そうなんだ。でも他の薬もあるから
　　　　　さ。こっちのはそうじゃないんでしょ。
薬剤師：そうなんですよ。この薬だけが口の中で溶ける薬なんです。こ
　　　　　れ以外の薬は水で飲んでいただくタイプです。

Aさん：じゃあいいよ。今まで通りで別に問題ないから。

薬剤師：今まで通りで大丈夫ですが、ある程度水の量があればすぐに溶けるので口の中で割らなくても飲めると思います。

▶ 2 エラーの原因を探してみよう！

　昨今はご高齢の患者さんが服用しやすいようにOD錠が多く処方されるようになりました。OD錠の発売当初は一生懸命患者さんに説明していましたが、処方中に普通錠やOD錠が混在し、患者さんも普通に飲み込みができる方であったりすると、あまりOD錠の説明に気を使わなくなってしまったように感じます。

> 原因①：見慣れてしまいOD錠ということに注意が向かなかった。
>
> 原因②：飲みやすさについてモニタリングしていなかった。

　普通錠の処方であっても、患者さんの希望により後発品を調剤するときに類似剤形としてOD錠を調剤することがあります。普通錠とOD錠が混在していない処方箋であっても、調剤の段階で両者が混在することがあります。患者さんがOD錠を希望しているかどうかに関係なく、処方あるいは調剤されているのが現状かと思います。

　OD錠は水で飲まない場合、味が強く感じられることがあります。また、唾液が少ない患者さんには使いにくいという面もあります。このような患者さんには、OD錠でない方が飲みやすいこともあり、患者さんに状況を確認するとよいでしょう。

> 原因③：混在するケースにおいて適切な服用方法を指導していなかった。
>
> 原因④：混在した場合の飲みやすさについて考えたことがなかった。
>
> 原因⑤：そもそも患者さんの希望を聞いていない。

3 今日から始めるエラー防止策

OD錠に関する「説明間違い(説明不足)」を起こさないためにはどうしたらよいでしょう。

① OD錠の服用方法について説明する。

→初めてあるいは久しぶりに服用する場合は、OD錠の飲み方について説明します。通常、毎食後の内服薬は飲み方の指導までしないと思いますが、OD錠はせっかく製剤上の工夫をしているのですから、利点をしっかり説明しましょう。

② 高齢者の方は、OD錠でも飲みやすさを確認する。

→事例のように飲み込みの状況の確認から話が展開することもあります。

③ 患者さんに選んでもらう。

→可能なら、患者さんに普通錠とOD錠のどちらが良いか選んでもらいます。水なしで飲みたい薬もあれば、他の薬と一緒に水で飲みたい場合もあるでしょう。在庫の問題で難しいでしょうが、患者さんの利便性や安全性を考えると選択肢を示すことでより個別性の高い医療となることでしょう。

POINT

大きくないOD錠もあります。片頭痛治療剤のゾルミトリプタンは、ゾーミッグ®錠2.5mgとゾーミッグ®RM錠2.5mg(口腔内速溶錠)の2種類が販売されています。大きさと味を見てみましょう。RM錠は水なしでもおいしく飲めるようになっています。それに比べてランソプラゾールOD錠30mgはかなり大きいですが、甘い味

つけが施されており飲みやすくなっています。

	ゾーミッグ®錠 2.5mg	ゾーミッグ®RM錠 2.5mg	ランソプラゾールOD錠 30mg（サワイ）
直径	約7.5mm	約6.4mm	11.0mm
厚み	約2.8mm	約2.9mm	6.4mm
重さ	約0.13g	約0.1g	約0.57g
剤形	微黄色のフィルムコーティング	わずかにオレンジ様の香味のある白色の素錠	素錠（腸溶性細粒を含む口腔内崩壊錠）

冷所保存ではなかった！

この事例は、メーカーさん作成の指導箋を用いて服薬指導を行ったところ、保存方法について曖昧な回答をしてしまった、というものです。本来であれば、患者さんに指導箋をお渡しすることで適切な使用を促すことができます。内容をよく理解した上で有効活用しなければいけないのに、記載内容に惑わされてしまいました。

 1 事例紹介 【冷所保存するか、しないか】

9歳の小児患者さんがお母さまと一緒に来局されました。中耳炎のため耳鼻咽喉科から下記の処方がありました。点耳液は今回初めて使います。メーカーさんが作成した指導箋があり、薬局では点耳液が処方された場合はその指導箋を用いて使い方を説明します。点耳液の説明はお母さまに対して行いました。

Rp. タリビッド®耳科用液0.3%　5ml　1回3〜5滴　1日2回

耳のおくすり（点耳薬）の上手な使いかた

1. おくすりを耳にさす（点耳）までの準備

| 耳の汚れを取る | 手をよく洗った後、おくすりをさす耳の耳あかや汚れを、綿棒で取り除いて下さい。 |

（ポイント1）おくすりが冷たい場合
　　おくすりを冷蔵庫などで保管していて、冷たいまま使用すると、めまいを起こすことがあるといわれています。おくすりが冷たい場合には、使用前に手のひらで容器を2〜3分間握って温めるか、体温程度になるまで待ってからさして下さい。　　　　〈シオノギ製薬さん作成の指導箋より抜粋〉

上記の指導文書は最初の一部分のみですが、この指導箋をお見せしながらお母さまに「冷蔵庫から出して冷たいまま使用するとめまいを起こすことがあるので、手のひらで温めてから使ってください」とお伝えしました。一通り説明した後にお母さまから「薬は冷蔵庫に入れた方がいいですか」との質問がありました。開封後は雑菌の繁殖を避けるため冷蔵庫に保存する薬もあります。タリビッド®耳科用液はどうなのかを調べることなく「そうですね、冷蔵庫に入れてもいいかと思います」と曖昧な答えをしてしまいました。

　確かに夏場は、家の中でも室温と言われている1〜30℃内に収まらない場合があるかもしれず、そのような場合は冷蔵庫での保存がよいでしょう。しかしそうでなければ室温保存でも問題なく、そのように明快にお母さまに伝えられたら安心して下さったのではないかと思います。

▶ **2　エラーの原因を探してみよう！**

　タリビッド®耳科用液のインタビューフォームによれば、開封後の安定性について「開封後、添付の遮光用ビニール袋に保管すれば室温で4か月間良好な安定性を示す」となっています。この知識があれば、お母さまに添付のビニール袋に入れて保管すること、室温で保管可能なこと、ただし30℃を超えるような場合は冷蔵庫に入れた方が良い、などと指導することができました。

　もしわからなくてもすぐに添付文書やインタビューフォームを確認すれば済むことです。曖昧な答えをせず、きちんと調べて答えるという態度を取るべきでした。

原因①：知識が足りなかった。
原因②：質問があったとき、自信がないのに調べなかった。

この事例では、メーカーさん作成の指導箋について良く読み込んでいなかった可能性があります。薬局では、たくさんの指導箋の中から最も状況にあったわかりやすくて使いやすいものを採用します。特定の薬の指導箋であれば特別にカスタマイズする必要はありませんが、「点耳薬の使い方」のように一般的なことが書かれている指導箋の場合は、どこをどう用いてまた患者さんの状況に合わせて説明したらよいのか予め考えておくことが大切です。

　例えば、今回の事例では開封後は冷所保存の薬なのか、室温保存の薬なのか。冬場と夏場の取り扱いの違いなども考えておくと適切な指導を行うことができますね。

> 原因③：指導箋の内容をよく把握していなかった。
> 原因④：事前に説明のシミュレーションをしていなかった。

3　今日から始めるエラー防止策

　指導箋を使いながらの「説明間違い」を起こさないためにはどうしたらよいでしょうか。

①指導箋に頼らない。
→指導箋がなくても自由自在に説明できる知識があれば良いのですが、そうはいかない場合もあります。少なくとも汎用薬剤については使い方や保管方法などを熟知しておきましょう。

②シミュレーションをしておく。
→服薬指導の際に指導箋をすべて読み上げるわけではありません。どこをどう使うか自分なりに準備しておきます。

③わからなければ調べる。

→薬の保存方法であれば添付文書の「貯法」や「適用上の注意」「取り扱い上の注意」に記載されています。詳しく知りたい場合は、インタビューフォームの「Ⅳ．製剤に関する項目　5．製剤の各種条件下における安定性」を確認しましょう。くすりのしおり（くすりの適正使用協議会）の「保管方法その他」も参考になります。

街中リスニングで
患者さん思考をGET！

　街中で患者さんの生の声を聴くことがいかに興味深いこと（大切なこと）なのかについてお伝えしたいと思います。「薬剤師の常識は患者さんの常識ではない」という当たり前のことを忘れがちですが、隣人のちょっとした会話から思い起こすことができます。認識の違いを知ることは業務改善のヒントになります。

1　美容室で隣の席の方と美容師さんの会話

　先日、デパートの7階にある行きつけの美容室に行ったときのことです。パーマをかけるには、専用の液体を髪にかけてしばらく待っていないといけません。そうやってしばらく待っている間、隣の席のお客さんと美容師さんが薬の話をしていました。美容師さんが風邪をひいてしまったのですが、今はだいぶ良くなったようです。

> 美：咳止めって、実際効くんですかね。飲んでも効かないような気がするんですよ。
> 客：そうね。それ飲み薬でしょ。咳止めの飲み薬って、飲んでも効いた感じがしないわよね。
> 美：そうですよね。でもそれ、赤い包装の薬なんですよ。赤い包装って、確か強い薬ですよね。
> 　　だから効くんじゃないかと思っていたんですけどね。
> 客：私もそれ、聞いたことがある。赤い包装は強い薬だって。
> 美：ですよね。強い薬なのに、全然効かないんですよ。

美容師さんとお客さんは、〈赤い薬＝強い薬〉と思っています。赤い薬というのは、薬自体が赤いのではなく、おそらく包装が赤い薬ということでしょう。ここでちょっと思い出すのは、私が子供の頃の数十年前の話ですが、近所の医院では薬包紙を使って薬を包んでいました。普通の風邪薬などは白い薬包紙、熱さましなどの頓服薬は赤い薬包紙だったように思います。同僚にも確認しましたが、同じ記憶でした。

　美容室での登場人物お二人はまだ十分お若い方ですから、薬包紙に包まれた薬は見たことがないはず。ですから根拠は異なると思いますが、〈赤い薬は強い薬〉というメッセージをどこかで受け取っていたようです。そう言えば、劇薬は白地に赤文字、赤枠でした。やはり〈赤い薬＝強い薬！〉なのかもしれません。

▨ 2　（続き）美容室で隣の席の方と美容師さんの会話

> 客：いつも子供がもらっているんだけど、咳が出たときに貼る薬があるの。
> 　　咳って夜に出やすいじゃない。貼る薬を多めにもらっておいて、咳が出そうなときはそれを寝る前に貼るのよ。わりと効くわよ。
> 美：それって喘息の薬ですか。僕は、喘息ではないんですよ。
> 客：あら、大丈夫よ。咳が出て辛いっていえば、先生、出してくれるわよ。
> 美：そうですか。じゃ、今度風邪ひいたら先生に言ってみようかな。
> 客：少し多めにもらっておくと良いわよ。次の時にも使えるし。

　ここで出てきた咳が出たときに貼る薬というのは、「ツロブテロールテープ」のことかと思います。処方箋を見ていますと、5日間程度の風

邪の処方に「ツロブテロールテープ」が含まれていることもあります。気管支喘息だけでなく急性気管支炎にも効能があるため、わりと簡単に処方されているようです。お客さんのお話だけでは、お子さんが喘息でもらっているテープ剤を余分にもらってお母さまが借用したのか、あるいはご自身ではなく、お子さんが使った話なのか確実なところはわかりませんでした。隣の席から「ちょっとすみませんが……」と聞いてみたかったです。

「ツロブテロールテープ」の添付文書には、以下の記載があります（一部改変）。

効能・効果：下記疾患の気道閉塞性障害に基づく呼吸困難など諸症状の緩解
　　　　　　気管支喘息、急性気管支炎、慢性気管支炎、肺気腫
用法用量：年齢別用量に合わせたテープ剤を1回1枚、1日1回貼付
重要な基本的注意：用法・用量を超えて使用を続けた場合、不整脈、場合によっては心停止を起こすおそれがあるので、用法・用量を超えて使用しないように注意すること。

1日1回のところを2回以上使ったり、含有量の多いテープ剤を使うなど、使い方を間違えると重大な結果を招く恐れがあります。「ただの咳止め貼り薬」ではないということは薬剤師であれば誰でも知っていることですが、一般的には使い勝手の良い、よく効く咳止めの貼り薬だと思われているのかもしれません。

3　街中リスニングを業務改善に生かそう！

耳を澄ませていると、いろいろなところから薬や病気の話が聞こえて

きます。直接薬の話ではないにしても、隣人の会話の中から「そんなふうに考えるんだ」とか「そんなことが流行っているんだ」など知ることができます。エラー防止策につながるヒントもたくさん隠れているように思います。ヒントをたくさん拾って業務に生かしましょう。街中リスニングは、思った以上に成果があるように思います。

　知らない方の会話を聴く機会がなくても大丈夫。お友達やご家族の話を聴いてみましょう。気になることがあれば、こちらから質問してみるのも良いと思います。——「電子お薬手帳って、どう？」。

冷所保存の薬を渡し忘れた！

この事例は、後から取りに来られる患者さんの薬を棚と保冷庫に分けて保管しておいたところ、保冷庫に入れておいた薬を渡し忘れてしまった、というものです。冷所保存の薬が含まれていた場合、どうしても2か所に分けて保管する必要が出てきます。最後の最後に起きるもったいない調剤エラーですね。

1　事例紹介　【冷所保存の坐薬を渡し忘れた！】

　78歳の女性患者Aさんです。午前中に来局され、薬は夕方取りに来てくださるということでしたので、所定の棚に残置薬として保管しました。残置薬の中には坐剤（下記処方）があり、冷所保存のため薬袋ごと保冷庫に保管しました。

　夜の閉局間際にご家族が薬を取りに来られました。残置薬の棚から薬を取り出し、前回と処方内容が一部変わっていたため、まず変更点について説明しました。他の薬は「よくわかっている」とのことでしたので、まとめて袋に入れてお渡ししました。

　閉局後、インスリンの棚卸（毎日閉局後に実施）を行っていたとき、保冷庫に先ほどお渡ししたAさんの坐薬が残っていたのを発見しました。ご家族に電話連絡し、翌日ご自宅へ坐剤をお届けしました。

> **Rp.** ジクロフェナクナトリウム坐剤25mg　5個/1回1個/疼痛時使用

　ジクロフェナクナトリウム坐剤の貯法は、冷所保存なので、薬局では在庫を保冷庫に入れて保管します。また、残置薬として保管しておく場

合にも、調剤室の室温は15度以上ありますから、保冷庫に入れて保管
しています。

POINT

　薬の保存条件のうち、温度について確認しておきましょう。今回
の坐薬は冷所保存でしたね。「冷所」というのは、1～15度を指し
ます。保冷庫はこの温度を維持する必要がありますので、保冷庫が
正しく機能し、決められた温度を維持できているかを保冷庫につい
ている温度計などで確認しなければなりません。
　インスリンの添付文書を見ると、冷所でもさらに細かく「凍結を
避け、2～8度に保存」と記載されています。薬局の保冷庫にはイ
ンスリンも入っていることが多いかと思いますので、保冷庫の温度
管理は2～8度内で行うことになります。

標準温度（20度）、常温（15～25度）、室温（1～30度）
微温（30～40度）、冷所（1～15度）

 2　エラーの原因を探してみよう！

　薬局では、残置薬として冷所保存する薬がある場合、最終鑑査者が
【冷所】と書いた札を冷所以外の調剤薬が入っているトレイに入れてお
きます。後から患者さんが薬を取りに来られたとき、投薬者は処方箋を
確認するとともに、トレイに入っている札を見て保冷庫から薬を取り出
し、患者さんにお渡しする仕組みになっていました。今回、投薬者は、
「調剤用トレイには札が入っていなかったと思う。でも自分が処方箋を
きちんと見なかったのが悪いのでエラーをしたのは自分です」と言って
いました。

誰が悪いということではなく、どこに問題があったのかを知ることで対策を立てることができます。

ここでは他にも考えられる原因を探り出し、掘り下げてみましょう。対策が思い浮かばない、立てた対策が今一つピンと来ない、対策を実行してみたが成果が上がらないというような場合は、さらにもう一段階"なぜ"を考えていきます。

(1)鑑査者がトレイに札を入れ忘れた。

1) なぜ入れ忘れたのか

 ①意識が散漫だった……なぜ散漫だったのか

  a：鑑査中に声をかけられ、対応しながら鑑査していた。

  b：大勢の患者さんから見えるところで気持ちがあせっていた。

 ②札が所定の場所になかった……なぜ所定の場所になかったのか

  a：札の枚数が少なく、すべて出払っていた。

  b：所定の場所がきちんと決まっていなかった。

  c：投薬後、札を戻し忘れていた。

 ③ルールが徹底されていなかった……なぜルールが徹底されていなかったのか

  a：ルールとして決まっていなかった（明記していなかった）。

  b：ルールを知らないスタッフがいた。

  c：ルール違反が恒常的に起きていた（管理者が守っていなかった）。

(2)坐剤がないことに気が付かなかった。

1) なぜ気が付かなかったのか（札がなくても、処方箋を見れば坐剤がないことに気付くはず）。

 ①処方箋を確認しなかった……なぜ処方箋を確認しなかったのか

  a：鑑査済みなので確認せずに渡していた。

b：残置薬は薬歴で確認していた（処方箋は別場所に保管）。

②関わっておらず内容をよく把握していなかった……<u>なぜ把握していないのに投薬したのか</u>

　　a：鑑査済みなので把握していなかったが大丈夫だと思った。

　　b：混雑しており、しっかり把握する暇がなかった。

◤ 3　今日から始めるエラー防止対策

　他の場所に保管した薬の「交付忘れ」を起こさないためにはどうしたらよいでしょう。

※上記2のなぜなぜ分析から、原因に合わせた対策を考えます。

　（例）鑑査中に声をかけられ対応しながら鑑査していた。

　　　　→対策：鑑査中は声をかけない。

　（例）処方箋を確認せずに渡していた。

　　　　→対策：処方箋を見て全ての薬が揃っていることを確認してから渡す。

保冷庫に2つも残置薬があった！

この事例は、インスリン注射薬の交付忘れに関するものです。インスリンは糖尿病の方にとって命に直結する大切な薬。交付忘れにより患者さんが注射できないとしたらその影響は計り知れません。調剤エラーとしてはシンプルなものですが、それだけに誰にでも起こる可能性のある事例です。

 1 事例紹介　【保冷庫の中の残置薬は、2つだった！】

　90歳の男性患者さんです。ご家族が処方箋をお持ちになりました。後日取りに来られるということでしたので、処方箋をお預かりしました。調剤した薬は残置薬として所定の棚に保管しましたが、インスリン注射薬2種類（ノボラピッド®注ペンフィル、ランタス®注カート）は、保冷庫に保管しました。

　後日、ご家族が薬を取りに来られました。対応した事務スタッフが残置薬の保管棚から当該患者さんの調剤トレイを取り出し、投薬口にいた薬剤師のところへ持って来てくれました。薬剤師は調剤トレイに「冷所あり」の札が入っているのを見て保冷庫へ行き、薬袋の患者氏名を確認して保冷庫から薬袋1つを取り出しました。ご家族が窓口でお待ちになっていたので、急いで調剤トレイに入っている薬をすべて見せて確認してもらい、ご家族が「間違いない」とのことだったので薬をお渡ししました。

〈調剤から投薬後までの流れ〉

○月 12 日：ご家族が来局、処方箋を置いて帰られた

①処方箋鑑査、調剤

②残置薬として所定の棚に保管（インスリン 2 種類は保冷庫に保管）

③調剤トレイには「冷所あり」の札を入れた

○月 15 日（15 時頃）：ご家族が薬を取りに来られた

④事務スタッフが受け付け、調剤トレイを残置薬の保管棚より投薬口に持ってきた

⑤薬剤師は「冷所あり」の札を見て、保冷庫に薬を取りに行った

⑥保冷庫から患者氏名が書かれた薬袋を取り出した

⑦調剤トレイの中の薬をすべてご家族に見せて確認してもらった

⑧「間違いないですか」との薬剤師の問いに、ご家族は「はい」と答えた

○月 15 日（20 時頃）：薬局の携帯に電話がかかってきた

⑨「インスリンが 1 種類入っていなかった」と患者さんから申し出があった

⑩翌日保冷庫内を確認したところ、ランタス®注が入っている薬袋が残っていた

○月 16 日：患者さん宅に薬を届けに行った

▎2 エラーの原因を探してみよう！

　残置薬の調剤トレイには「冷所あり」の札がきちんと入っており、薬剤師はその札を見て保冷庫から患者さんの薬を取り出していました。ノボラピッド®注ペンフィルとランタス®注カートは、製剤が異なりますから用法用量も異なります。そのため、別々の薬袋に入れて保冷庫に保管しています。つまり保冷庫にはこの患者さんのインスリンの入った薬

袋を2つ保管しているという状態でした。しかしながら、本来2つの薬袋を渡すべきところ、1つの薬袋しか渡さなかったという「交付忘れ」が発生しました。

> 原因①：何を持ってくるのか確認せずに「冷所あり」の札をみて保冷
>   庫へ行った。
> 原因②：冷所には1つだけ、と思い込んでいた。
> 原因③：保冷庫に薬袋が2つあることを知らせる仕掛けがなかった。

　薬剤師はトレイの中の薬すべてと保冷庫から持ってきたインスリンをご家族に見せて確認しました。ご家族が「間違いないです」と仰っていたことからすっかり安心してしまったようです。おそらくご家族は「いつもの飲み薬とインスリン」というようにイメージなさっていたのでしょう。確かに飲み薬とインスリンはそこにありました。しかし、薬歴や処方箋をしっかり確認していれば2種類のインスリンが処方されていたことがわかったはず。インスリンの服薬管理を行っていれば、交付忘れに気付いたことでしょう。投薬カウンターで残置薬を確認し、急いで保冷庫に取りに行く、という状況が焦りを生んだのかもしれませんね。

> 原因④：処方箋を見て、投薬前に薬がすべてそろっているか確認しな
>   かった。
> 原因⑤：ハイリスク薬であるインスリンに関するモニタリングや服薬
>   指導を行わなかった。

▶ 3　今日から始めるエラー防止対策

　冷所保存は1つだけと思い込んだ末の「交付忘れ」を起こさないために

はどうしたらよいでしょう。

①「冷所あり」だけでなく薬袋の数もわかるようにする。

→「冷所あり1」「冷所あり2」などの札を用意する、「冷所あり」の札を薬袋の枚数分トレイに入れるなど、「場所」と「数」という複数の情報が伝わるよう工夫しましょう。

②2つ以上あるものは、1つにまとめる。

→①とは反対に、薬袋をまとめることもできます。チャック付きビニル袋にまとめて1つにする、輪ゴムで留めるなど。

③最終鑑査済みであっても、投薬する前に再度確認する（薬歴、処方箋、調剤薬）

→慌てそうな場所ではなく、調剤室内でしっかり確認しましょう。

→コピー処方箋を準備し、保冷庫に入れている薬に印を付ける（個別に）、数を記入するなどしておくと保冷庫から持ってくるものや数が明確になります。

④インスリンの服薬管理を行う。

→ハイリスク薬として使用状況や有害事象などのモニタリングと指導を行いましょう。

服薬カレンダーへのセット間違い

この事例は、在宅で療養されている患者さんの服薬カレンダーに薬を1種類セットし忘れてしまった、というものです。在宅患者さんの場合、薬剤師がお宅でカレンダー等を用いた服薬支援を行うことが多いでしょう。薬のセットを間違えることは、誤った服薬につながります。

 1 事例紹介 【カレンダーにセットし忘れた！】

在宅患者訪問薬剤管理指導料の算定対象となっている75歳の男性患者さんです。朝、処方箋をご家族から受け取り、夕方薬剤師がお宅を訪問しました。薬は自己管理のため、患者さんへ服薬指導し、その後服薬カレンダーに薬をセットしました。

他の薬と同じようにリンゼス®錠0.25mgも患者さんに見せ、服用状況や副作用の確認を行いました。丁寧に進めていったのですが、なぜか薬をカレンダーにセットし忘れてしまいました。

> **Rp.** リンゼス®錠0.25mg　1錠/分1　朝食前　14日分

6日目の朝、患者さんから電話があり、「朝食前の便秘薬がカレンダーに入っていない」との訴えでした。薬局でお預りしている薬（残薬を持ち帰り処方日数の調整をしている）を調べたところ、リンゼス®錠0.25mg14錠を輪ゴムで束ねたものが入っていました。14錠がそのまま入っていたことからセット忘れ（交付漏れ）があったことがわかりました。

幸いにも患者さんは、他の緩下剤も服用していたため、便通に大きな

問題はありませんでした。以後は他の緩下剤とリンゼス®錠0.25mgの併用で様子を見ることになりました。

POINT

リンゼス錠®0.25mg　服薬管理のポイント（添付文書より）

* 重大な副作用として、「重度の下痢があらわれるおそれがあるので、症状の経過を十分に観察し、異常が認められた場合には本剤を減量又は中止するなど、適切な処置を行うこと」となっています。薬局では、下痢や脱水症状に関するモニタリングを行いましょう。
* 食前に服用します。食後服用は、「下痢（軟便を含む）の発現率が高いことが示されている」とのことです。食前に飲んでいるか服用状況のモニタリングも重要です。

2　エラーの原因を探してみよう！

　患者さんのお宅は、必ずしも整理整頓が行き届いているわけではありません。この方のお宅は比較的きれいではありましたが、テーブルの上にはたくさんの物が載っていますし、ベッド周りも同様です。持って行った薬や薬情などを並べて説明するにも、なかなか広げるところがありません。

　患者さん宅へ到着してからの流れは以下の通りです（毎回同じ）。

①患者さんのお部屋で雑談を交えながらモニタリングや服薬指導を行います。

②その後、薬剤師だけが台所へ行き、食卓の脇にかかっているお薬カレンダーに薬をセットします。

- カレンダー上の残薬を回収します。このとき、何気なく食卓に置いたリンゼス®錠0.25mgを誤って回収薬の袋に入れてしまったのかもしれません。
- 朝食前と朝食後の薬は一緒に「朝」のところに入れていたため、ぱっと見にはリンゼス®錠0.25mgが入っていないことがわかりませんでした。

③再度患者さんのお部屋に戻り、残薬の回収状況や他に残薬がないかの確認、次回の日程の確認などを行ってから薬局に戻ります。

> 原因①：ゴチャゴチャの食卓を借りて、お薬カレンダーにセットした。
> 原因②：患者さんと確認しながらお薬カレンダーにセットしなかった。
> 原因③：服用方法が異なる薬を同じポケットに入れていた。

お借りした食卓がゴチャゴチャであっても、処方箋を見ながらセットすれば間違えなかったでしょう。しかし、処方箋を見ず、持って行った薬袋から次々と薬を取り出してセットしていきました。今回は大丈夫でしたが、薬局を出るときに薬袋を1つ忘れていたら、薬袋の入れ間違いがあったら、気付かずそのままセットしてしまうことになります。

薬局に戻ってからは、薬歴の記録や報告書の作成をしなければなりません。そちらに気持ちと時間を割いていました。持ち帰った残薬の整理が遅くなってしまったことから、セットすべきリンゼス®錠0.25mgを持ち帰ってしまったことに気付きませんでした。

> 原因④：処方箋を見ながらセットしなかった。
> 原因⑤：すぐに残薬のチェックを行わなかった。

3 今日から始めるエラー防止策

　お薬カレンダーへのセット間違いによる「交付忘れ」を起こさないためにはどうしたらよいでしょう。

①処方箋（コピー）を見ながらセットする。

→コピーならセット間違いしないようわかりやすく印を付けることもできます。

②調剤用トレイや残薬回収袋などを患者宅に持参する。

→患者さん宅の状況に影響されることなく、また薬剤師自身が混乱しないよう工夫しましょう。

③薬を減らし、できるだけ単純で少ない服用回数で済むよう、処方医に提案する。

→ポリファーマシー対策にもなります。これからの薬剤師に求められる職能です。

④誰もがわかりやすいお薬カレンダーの使い方を考える。

→薬剤師も間違えにくく、一石二鳥です。

→お薬カレンダーに余裕があれば、朝食前のポケットを作ることで交付漏れに気が付くでしょう。

56日分なのに
28日分しか渡さなかった！

この事例は、いつも28日分処方の一包化薬を作っている患者さんですが、今回は56日分処方されていたにもかかわらず、28日分しかお渡ししなかったというものです。少なくとも28日分はお渡ししていますので問題は起こりませんでしたが、事例を通してなぜエラーが起きたのかを見ていきましょう。

 1　事例紹介　【28日分しか渡さなかった！】

　76歳の男性患者さんです。複数の薬を服用しており飲み間違いを防ぐため一包化しています。基本的に28日分の処方です。たまに28日後が祝日に当たると1週間前後して21日分や35日分になることもありますが、次は再び28日分の処方に戻ります。

　今回は新型コロナウイルス感染症（covid-19）の感染予防のため、患者さんの体調が安定していることから倍の日数に当たる56日分の処方となりました。薬は内科クリニックから下記が処方されています。

Rp.	アスピリン腸溶錠100mg	1錠	分1	朝食後	56日分
	オメプラゾール錠10mg	1錠	分1	朝食後	56日分
	ベタヒスチンメシル酸塩錠6mg	3錠	分3	毎食後	56日分
	タムスロシン塩酸塩OD錠0.2mg	1錠	分1	朝食後	56日分

　この患者さんの場合、定時薬としてここ1年ほど処方内容が変わりませんでした。自動錠剤分包機がないため来局の際は通常の散剤分包機を用いて手撒きで一包化薬を作ります。少しでも時間を短縮するため、来

局予定日の前日までに錠剤を揃えてチャック付きビニール袋に準備しておきます。

いつも28日処方でしたのでこの時も28日分で準備していました。ところが処方は56日分だったので、既に集めてあった28日分を用いてA薬剤師が一包化薬を作りました。その間にB薬剤師が新たに28日分の薬を集め、一包化するためA薬剤師に渡しました。後半の28日分の薬を撒き終わって分包機が動いている間、A薬剤師は後から薬を取りに来られた患者さんの対応などを行っており、B薬剤師は先にできていた28日分の一包化薬を鑑査して、次の28日分を待たずに患者さんにお渡ししてしまいました。

しばらく経ち、分包機から垂れ下がっている一包化薬を発見し、A薬剤師が作った28日分丸々が交付忘れとなっていたことに気付きました。

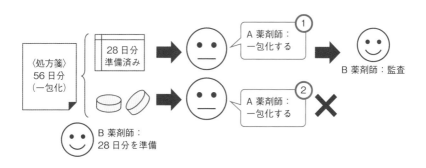

---

2 エラーの原因を探してみよう！

まず準備ができている28日分から作り、その間に他の人に残り28日分を準備してもらって……、という手順で進むはずでした。恐らく番狂わせは、A薬剤師が最後まで一包化薬を見届けることができず、他の業務を優先しなければならなかったことでしょう。A薬剤師もB薬剤師も、双方がお互いの動きをわかっていたにもかかわらず、イレギュラーな出

来事がそれぞれの流れを乱し、その結果一包化薬の調剤に混乱を来しました。

> 原因①：薬が全部（56日分）揃っていなかったのに一包化をスタートした。
> 原因②：業務をまとまった時間、中断せざるを得なかった。
> 原因③：業務を中断する際、周りの人に状況を伝えていなかった。

　B薬剤師は、A薬剤師から残り28日分の一包化薬を受け取り、最終鑑査をしなければならなかったのですが、いま鑑査している一包化薬が全てであると思い込み、よく確認せずに投薬へ向かいました。患者さんに説明する段階では、56日分であることを認識していましたのでその旨をお伝えしました。一包化薬はかさばるので、通常、患者さんに行うような数の確認を行っていませんでした。

> 原因④：最終鑑査者は、鑑査が終了していないのに勘違いして投薬に向かった。
> 原因⑤：A薬剤師は誰かが後の28日分を交付してくれたと思い込み、元の作業を確認しなかった。

3　今日から始めるエラー防止策

　調剤の流れが複雑になったときの「交付忘れ」を起こさないためにはどうしたらよいでしょう。

①揃ってから作業を始める。

→全部が揃ってから一包化を始める、全部が揃ってから鑑査を行う、

など。

②作業を中断しない。止む無く中断する場合は、必ず声かけをする。

→作業を中断すると集中が途切れます。前にやっていたことを忘れて
　しまうこともあります。声かけすることで自分しか知らなかった情
　報を他の人にも知ってもらうことができます。

③作業に戻った時は状況を確認する。

→誰かがやってくれているだろうと思わずに、自分で確かめます。誰
　かがやってくれていたら「ありがとう」と感謝の気持ちを伝えま
　しょう。

④感覚の助けを借りる。

→分3の28日分と56日分では分量が異なります。たくさん経験して体
　が覚えているなら違和感というサインを送って（贈って）くれます。

働きやすい環境①
見えやすいこと

薬剤師の業務において、目視による確認は必須事項です。添付文書が良く見えない。ODP（一包化）の薬の小さな文字が良く見えない。こんな老眼の薬剤師でも働きやすい環境は、多くの薬剤師にとって働きやすい環境と言えるでしょう。そして誰もが働きやすい環境は、エラーを起こしにくい環境とも言えるのです。

 1　準備万端　【老眼鏡やルーペは強い味方！】

1）個人的にも準備を整えましょう！

　ある程度の年齢になって文字を読むときに少し離した方が読みやすいなと思ったら、いつでも使えるように老眼鏡を準備しておきましょう。よく見えることはストレスを減らします。

　先日、薬が不足したため近くの薬局へ買いに行ったときのことです。白衣を脱ぎ急いで行ったのはよいのですが……。先方で薬の確認や受け渡しの書類の確認をするのにメガネがない。それからはメガネに紐をつけて首からぶら下げています。

〈こんなことがありました！〉
　会社勤めの50代前半の方ですが、書類をパソコンに入力するのがとてもやり辛いとのことでした。目を細めて、椅子に座って後ろにのけぞるような姿勢でキーボードを操作しなければならないようです。最近ご飯を食べているときご飯粒がぼやけて見えて気持ち悪くなることがある、とのこと。年齢的に老眼かなと思ったのですが、目は悪くない、健康診断でも1.0あると言われた、とのこと。

実はこの方、「老眼」を知らなかったのです。ちょっぴり驚きましたが「老眼というのはね……」と説明しました。何回かの説明を経て眼科を受診し、やっと老眼を理解してメガネを作りました。その後、キーボードとご飯粒の件は解決に至りました。

2) 拡大鏡（ルーペ）も強い見方です！

私は白衣のポケットに携帯ルーペを入れており、一包化の鑑査時に使うことがあります。良く見えて鑑査がはかどります。片手でルーペを持つので不便さを感じることもあるのですが、その点、スタンド型ルーペは両手があくので便利です。ライトが付いている物もあり通販で入手できます。老若男女を問わず一包化の鑑査時には優れものだと思いました。薬局に常備したい器具の1つです。

◤ 2 薬の印刷がエラー防止に一役買います！

1) 薬の包装（PTPやSP包装など）の印刷をチェック

個々の包装にカタカナの薬品名・規格・記号・メーカー名等が印刷されている薬が増えてきました。PTP包装を一錠分ずつカットしても薬品名がわかります。「糖尿病薬」「血圧降下剤」など効能が記載されているものもあります。

薬局では、調剤や鑑査の際に助かりますし、充填ミスや戻し間違いを防ぎやすくなります。患者さんにとってはご自身が飲んでいる薬の内容がわかるだけでなく、間違った薬を渡された時に気付くことができます。

2) 錠剤やカプセル本体の印刷をチェック

レーザー印字により、錠剤やカプセル本体に薬品名や規格、記号等を印刷した薬が増えています。これらは一包化調剤の鑑査で威力を発揮します。とにかく識別しやすいのです。このような印字がない場合は、小さ

な錠剤の小さな記号（規格を示す数字、メーカーを示すアルファベット）からどの薬かを識別しなければなりません。

　記号と薬の紐付けは重要であり、記憶だけに頼っていると間違いを起こす危険があります。レーザー印字による読み取りやすいダイレクトな情報は大変役に立ちます。これらのような識別しやすい包装や本体の薬を選ぶことも、エラー防止策の1つとなります。

▶ 3　良い環境は働く人の強い味方

　【薬局等構造設備規則（厚生省令第2号：昭和36年2月1日）】では、明るさについて下記の決まりがあります。

> 医薬品を通常陳列し、又は調剤された薬剤若しくは医薬品を交付する場所にあっては60ルックス以上、調剤台の上にあっては120ルックス以上の明るさを有すること。

　【労働安全衛生法】における【事務所衛生基準規則】では、照度について下記のように決まっています。明暗の対照が著しくなく、かつ、まぶしさを生じさせない方法によらなければならいとしています。この規則は、作業面の明るさが不足することで眼精疲労や視力の低下といった健康障害と共に、作業ミスや標識の見落とし、合図の不徹底などによる災害の原因を作るなど危険であることから、その作業区分に応じて最低限の照度を確保すべきことを定めています。

作業の区分	基準
精密な作業	300ルクス以上
普通の作業	150ルクス以上
粗な作業	70ルクス以上

薬局の基準の方が緩い？
120ルクスだとこのあたりになりますね。

調剤室やその他様々な場所で明るさが確保されているか、照度計を用いて確認してみましょう。天井灯の位置により、自分や機械等が影になって手元が見えにくいかもしれません。部屋の角にある作業台が光源から離れているため薄暗いかもしれません。このような場合には天井灯に加え、局部照明を使うと良いでしょう。作業する場所を明るく見えやすくすることは調剤エラー防止策の1つです。

働きやすい環境②
整理整頓しよう！

"働きやすい環境作り"として、ここでは「整理整頓」を取り上げます。簡単なようで難しく、大切だとわかっていてもなかなか実践できない分野かもしれません。調剤エラーを防ぐには、整理整頓が重要であることを誰もが知っています。どのように整理整頓したらよいのかを考えてみましょう。

1 5Sを知っていますか

5Sは、もともと製造現場において安全性や品質向上を目的として提唱されたものです。トヨタ式5Sは有名ですね。今では製造現場だけでなく、多くの職場（医療機関を含む）で取り入れられている、職場全体を管理する基本的活動です。昔から存在する5S活動ですが、今でも決して色褪せてはいません。ただ、あまりにも当たり前すぎるので、調剤エラー対策を検討する際に、この重要な5Sについて見落としてしまい、本気で取り組むことは少ないかもしれません。

エラーが多く発生する、業務の効率が悪いなどの問題がある職場は、5Sのレベルが低い可能性があります。ぜひ職場の5Sレベルをチェックしてみてください。下表の項目の頭文字がSであり、5つあることから5Sと呼んでいます。

項目	内容
①整理	いらないものを捨てる（無駄な物、時間、場所など）
②整頓	決めた物を決めた場所に置き、いつでも取り出せる状態にしておく
③清掃	常に掃除をして乱れのない状態をつくる
④清潔	整理・整頓・清掃された状態を維持する
⑤躾	決めたルール・手順を正しく守る習慣をつける

2　5Sには順番があります！

　5Sには順番がある、ということをご存じでしょうか。一つ一つの項目は十分に独立していますし、どこから先に手を付けても大丈夫そうな感じがしますね。ところが5Sには順番があり、順番通り行ったときに初めてその成果が最大限にもたらされます。順番はさきほどの表に示されているとおり①から⑤に向かっていきます。

①まず整理をします。

　整理とは取捨選択です。必要なものと不要なものを見極めます。そして不要なものを処分します。ここが甘いと効果も限定的です。必要なものだけに絞りましょう。物だけでなく、無駄な作業がないかもこの段階で確認します。物を捨てれば占領していた場所があきますから、より仕事がしやすくなります。

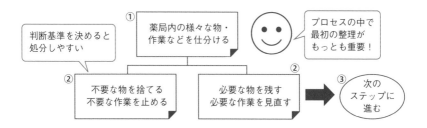

②次に整頓をします。

　必要なときすぐに取り出して使えるよう、置く場所を決めておきます。物を探す手間が省け、イライラせず気持ちよく仕事ができます。使うところ（の近く）にセットすることが原則です。置くだけでなく、貼り付ける、ぶら下げるなど工夫しましょう。出し入れに手間がかかると面倒になって元の場所に戻さなくなるので要注意です。

③次に掃除をします。

　①②が中途半端なままで③をやってもうまくいきません。四角い部屋を丸く掃くようなものです。整理整頓をきちんと行っていれば掃除をしやすくなり、いつもきれいな職場で働くことができます。職場がきれいだとモチベーションが上がります。

④さらに清潔な状態を保ちます。

　掃除されたきれいな状態を維持するのは大変難しいことです。なぜなら維持するには管理能力が問われるからです。元に戻ってしまう部分があれば改善しなければなりませんし、油断していると物はどんどん増えますから、常に①～③を行う必要があります。

⑤最後は習慣化する（身に付ける）ことです。

　何か決めても実行されなければ意味がありませんが、苦痛を強いるようなものでは長続きしません。ルールを作る、ルールを見直す、ルールを守れるよう教育を行う。手順を正しく守るということは、調剤エラー防止策の基本中の基本です。

3　ルールや担当者を決めましょう

　まずは整理整頓の判断基準を設けましょう。さらに方法を決めておくと誰もが基準に則って判断し、整理整頓を行うことができます。担当者を決めればよりスムースに行うことができます。

ケーススタディ：こんなことはありませんか。薬局の状況に合わせて5Sをアレンジしてみてください。

状況	判断基準や方法（例）
1.（物）メーカーのお知らせや業界情報誌など、たくさんの紙類が山積みになっている。	DI担当者が毎日確認。翌日の朝礼でスタッフに伝達し、その場で所定の位置に保管。1か月過ぎたら廃棄。
2.（物）鑑査台に物がたくさん置いてあり、狭くて鑑査しにくい。	鑑査に関係する物だけ置く。置く物を決めたら、置く場所を決める（置く場所がわからなくなってしまわないよう、カラーのビニールテープや箱などを用いて場所を作る）。
3.（物）だいぶ前の管理者の時から置いてあって捨てて良いのかわからない。	法的に保管が必要かを確認する。その上で現在使用していないなら廃棄。念のため上位者に相談する。
4. 調剤録を事務と薬剤師で2回チェックしている。	事務は入力時の自己鑑査を行う。薬剤師は電子薬歴で後会計を行うときに調剤録を確認する。

17

環境整備

③　人間関係で過誤を防ごう！

　人間関係が良く、教え、教えられ、切磋琢磨し、のびのびと仕事ができたらどんなにすてきでしょう。患者さんのために皆で力を合わせることは喜びです。職場の人間関係は、モチベーションやメンタルヘルスに影響を与えます。人間関係を良くすることで安全性、生産性が高くなり、調剤エラー減少につながります。

▞ 1　薬局長のエラーを防ぐことができるか？

　「薬局長は勘違いしているな」と思った時、皆さんはどうしますか。あるいは皆さんが薬局長だとして、スタッフはあなたの間違いを指摘してくれるでしょうか。「薬局長、こうではないでしょうか」と言ってくれるスタッフは何にも替え難い人財です。スタッフへは「薬局長は経験があるので間違うはずがない、ということはないよ」と伝えておきましょう。『薬局長（つまりベテラン薬剤師）の間違いを指摘することができる』は、『調剤エラーを防ぐことができる』につながっています。

POINT①

まずは、薬局長からスタッフへ！

＊「変だなと思ったらすぐに言ってね」　→　言いやすい雰囲気を作る。声に出して伝える。

- 言ってくれたら必ず聞く。多少外れていることであったとしても。必ず「ありがとう、助かったよ」と感謝を言葉にする。
- 上司は職場の大きな環境。いつも機嫌良

ありがとう

く、を心がけてください。

（事例）甲状腺機能低下症の高齢患者さんにS・M配合散が処方され
た。薬局長は甲状腺機能低下症にはS・M配合散が禁忌であ
ることを知らず調剤した。鑑査した若手薬剤師が薬局長に伝
え、薬局長は添付文書を見て禁忌であることを確認。疑義照
会し処方変更となった。

◢ 2　新人が質問しやすい先輩とは？

　突然ですが、道に迷った時、電車が本当に自分の行きたい駅へ行くの
か不安なとき、どうなさいますか。間違いなくできるだけ早くそこへ行
かなくてはならないのです。スマホで調べたりもしますが、私は人に尋
ねて教えてもらうことも多いです。急いでいる人には申し訳ないので声
をかけません。怖そうな人、イヤホンをしている人は声をかけにくい気
がします（でも大丈夫、皆さん親切です）。

　皆さんは声をかけられやすい先輩でしょうか。『新人が質問しやすい』
は、『調剤エラーを防ぐことができる』につながっています。

POINT②

まずは、先輩から新人薬剤師へ！
＊「わからなかったらいつでも聞いてね」
　→　聞かれたら気持ちよく教える。

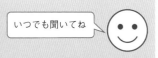

- 忙しくて教えられないときは、とりあえず指示だけ出して後で
教える。後で教えるのを忘れないこと。「ごめん、とりあえず
○○をやっておいて。後で教えるね」
- 普段から小さなことでも先輩同志、先輩と後輩の間で気持ちよ

く教え合いましょう。

（事例）前立腺肥大症の既往歴がある患者さんに PL 配合顆粒が処方
された。添付文書では、禁忌に【前立腺肥大等下部尿路に閉
塞性疾患のある患者】となっていた。数か月前にも処方され
ており、疑義照会すべきかどうかためらっていたら、ある先
輩薬剤師から「前にも出ていたんでしょ」と言われたため、そ
のまま調剤して鑑査者へ渡した。鑑査をしている先輩薬剤師
から「禁忌なのになんで問いあわせしないの」と注意された。

3 ベテランだって確認したいことがある！

　ベテランだったら、難しいことも良く知っているし、基本的なことは
当然良く知っているはず、と誰もが思うでしょう。そのとおりです。で
も、ベテランだって基本的なことが抜けたり、度忘れしたり、勘違いし
たりもするのです。若い薬剤師が大学で学んできた最新の知見が不足し
ていることもあります。

　「こんなことも知らないと思われたくない」「今までの経験からしてこ
れでいいはず」とベテラン側が気負えば、気軽に後輩へ相談したり確認
したりすることを躊躇してしまうかもしれません。その結果、自信がな
いのに調剤する、服薬指導する。もしそれでエラーが起きれば後始末の
方が大変です。『ベテラン薬剤師でも気軽に相談・確認できる』は、『調
剤エラーを防ぐことができる』につながっています。

POINT③

まずは、気軽に声かけ・確認を！
＊「ちょっと確認させて」　→　よく確認する

これで
良いのかな？

先輩になる（後輩のお手本になります）

「どうするんだっけ」　→　自信がなかったら、確認する

　• 教えてもらったら素直に、声に出し、言葉にして感謝する。

＊「新しい薬のことは新人と同じ」　→　新薬は新人として一から学びましょう。

　• ただし、あまりにも基礎的なことを知らなかったらちょっとまずいかも。密かに学び直しておきましょう。

....

（事例）腟カンジダ症で婦人科よりクロマイ®腟錠100mgを5日分（5錠）処方された患者さん。以前にも処方されたことがあったが、痛くて挿入できなかったとのこと。投薬したベテラン薬剤師は婦人科の腟錠をほとんど扱ったことがなかったため、「痛くて入れられないの」という患者さんへ何とアドバイスしたらよいか戸惑ってしまった。

17

環境整備

【著者プロフィール】

荒井なおみ

1984年北里大学薬学部卒業後、病院薬剤師、薬局薬剤師として働き、調剤経験は約15年（長期間ブランクあり）。現在は産業カウンセラーをしながら週1回薬局薬剤師として働く。

今日から減らす！ 事例で学ぶ調剤エラー防止策

2021年 9 月25日　第1刷発行

著　者　　荒井なおみ

発　行　　株式会社 薬事日報社
　　　　　〒101-8648 東京都千代田区神田和泉町1番地
　　　　　電話　03-3862-2141（代表）
　　　　　URL　http://www.yakuji.co.jp/
　　　　　オンラインショップ　http://yakuji-shop.jp/

デザイン・制作　クニメディア株式会社

Ⓒ2021　荒井なおみ　Printed in Japan.　ISBN978-4-8408-1565-9